中村守
『よくなる整体院』グループ代表

肩こりは手首をふるだけで9割治せる

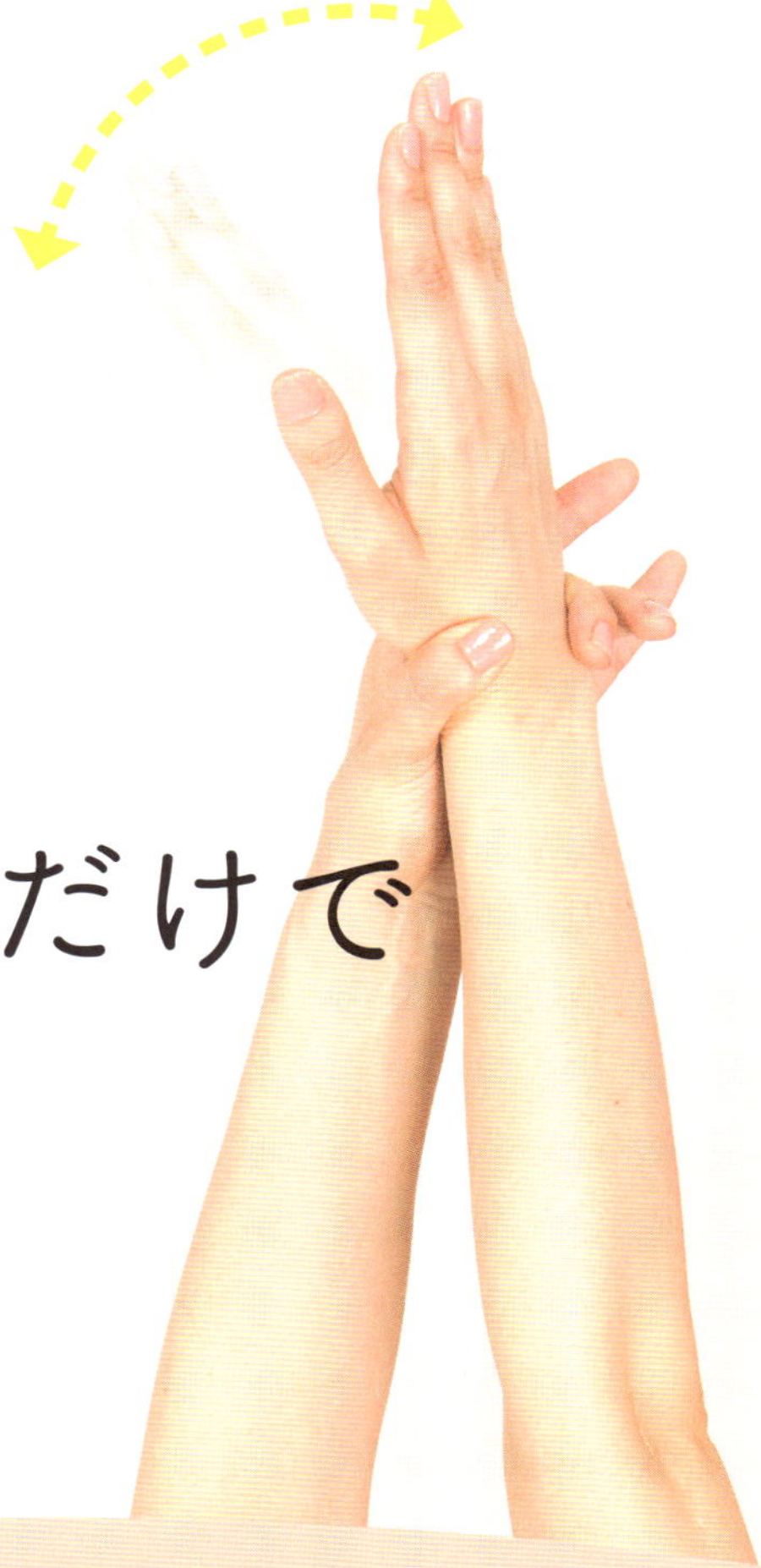

ガンコな痛みが
消えてなくなる
超簡単ストレッチ

実務教育出版

はじめに

はじめに、1つ、質問をさせてください。

あなたは、「肩こりは、日本人の特有の症状」と言われていることを知っていましたか?

私は必ずしも日本人特有の症状とは思いませんが、日本人の多くが肩こりで悩んでいることは、厚生労働省が発表した「平成25年　国民生活基礎調査」の中でも、明らかです。

肩こりは「女性の悩み」の第1位、「男性の悩み」の第2位です。

今は、電車の中でも、家でも、果ては公園でも、大人だけでなく子供たちまでもがスマホやゲームに興じています。しかも、手首をねじりながら、です。

ある調査では、女子高生のスマホの使用時間は、1日平均7時間で、15時間以上が9・77%もいるそうです。仮に20歳からパソコンやスマホを使用する時間が8時間とした場合、仕事で定年を迎える40年後は、
8時間×365日×40年=約13・3年（約116・800時間）

となります。つまり、13・3年間も手首をねじった状態で生活をすることになるのです。

現在はスマホやゲームをする層が低年齢化していますので、さらに長いはずです。こうした点からも、今後さらに肩こりで悩む人は多くなることが予想されます。小学生でも肩

こりを訴えることが当たり前になるかもしれません。

肩こりは、本当に苦しいものです。これは経験した人にしか理解できません。本文中にも書きましたが、私自身、受験勉強中や2度のむち打ちなどで、大いに肩こりに悩まされました。私が中学校2年生の時に亡くなった祖母も、肩こりに悩んでいました。私が治療の業界に入ったきっかけも、実はこの祖母の影響が大きいのです。子供ながらに、「肩こりで苦しむ祖母を少しでも楽にしてあげたい!」と常に思っていたからです。これはその後、「肩こりの患者さんを救いたい!」という、整体師としての永遠のテーマへと変わっていきました。

整体師となって施術の現場に入ってからも、患者さんたちの肩こりを改善することができず、試行錯誤の連続でした。

ある施術の最中のことでした。肩こりの患者さんの手首にある8個の骨がずれていることに、ふとしたことから気付いたのです。それから他の肩こりの患者さんを見ていくと、同じようにずれている人が非常に多いことがわかりました。これは大きな発見でした。そして、手首の骨を正常にもどしたら、肩こりが改善されていったのです。その時の驚きと感動は、今でも鮮明に覚えています。

肩こりは、肩が痛いだけにとどまらず、頭痛や背中痛、あごの痛みや腰痛などの原因にもなります。また、たとえば腰痛のように、他人が見てわかる症状ではないので、本人だけが苦しんでしまう傾向があります。さらに、自分では自覚症状のない「隠れ肩こり」の人も、想像以上に多いことが、私の20年以上の施術経験からわかりました。

人は、健康でなくなってはじめて、そのありがたさや大切さを感じます。本書で解説した手首のストレッチは、正しい方法で行えば確実に症状を改善できます。改善がない場合は他の原因が考えられるので、ぜひ病院に行っていただきたいと思います。手遅れにならないよう、読者の皆様の早めの対処を切に願うばかりです。

本書を読んでいただいたすべての方に、肩こりのない、健康で楽しく、笑顔で生活できる人生を送っていただけたら、それに勝る喜びはありません。

最後になりましたが、出版にあたりましては、(株)実務教育出版社の松原健一さん、(株)編集社の三浦悟朗さん、(株)オメガ社の吉村文香さん、(株)プレスコンサルティングの樺木宏さん、整体の技術指導をして頂きました一般社団法人日本パーフェクト整体普及協会の片平悦子先生、そして、家族である愛妻の尚美、長女の帆乃花、長男の大星、両親など多くの人達のご協力を得ることで現実になりました。本書を通じてご縁をいただいたすべての方に、この場をお借りして心より感謝申し上げます。

平成28年9月吉日　中村守

もくじ

第2章

なぜ、手首のストレッチで、肩こりが治るのか

第3章 手首のストレッチ そのくわしい効果と効用

10パターンの手首のストレッチが、肩こりを解消する！

第1章

究極のストレッチ「10パターン」肩こりを治す

この10のストレッチを覚えていれば
いつでもどこでも肩こり解消、予防にもなる!

肩こりの原因は手首だった!?

手首をねじった生活習慣が、肩こりを発症させる！

「手首」が、どうして肩こりの原因になるのでしょう？

タイトルをご覧になって、疑問に思われる方も多いでしょう。

その詳しい理由は第二章「なぜ、手首のストレッチで、肩こりが治るのか」でお伝えしますが、原因の一つは、私たちが毎日使っているパソコンやスマートフォン。そして日々の生活習慣です。

私たちの生活は、じつは想像以上に指先や手首をねじって使っています。

私たちがふだん、何気なく使っている手首ですが、知らないうちに負担をかけ、指先から手首、腕などの多くの筋肉を消耗させています。細かい動きになるほど、多くの骨や関節、小さな筋肉を使います。

それが長時間続くと、本人はあまり自覚がなくても、指先からの疲労が手首をかたくし、次に腕に影響を与えてしまいます。肩まで影響して、ついには肩こりの原因になってしまうのです。

日常生活の行動が
手首に負担をかけています

パソコン
作業

手書き
作業

スマートフォンを
使う

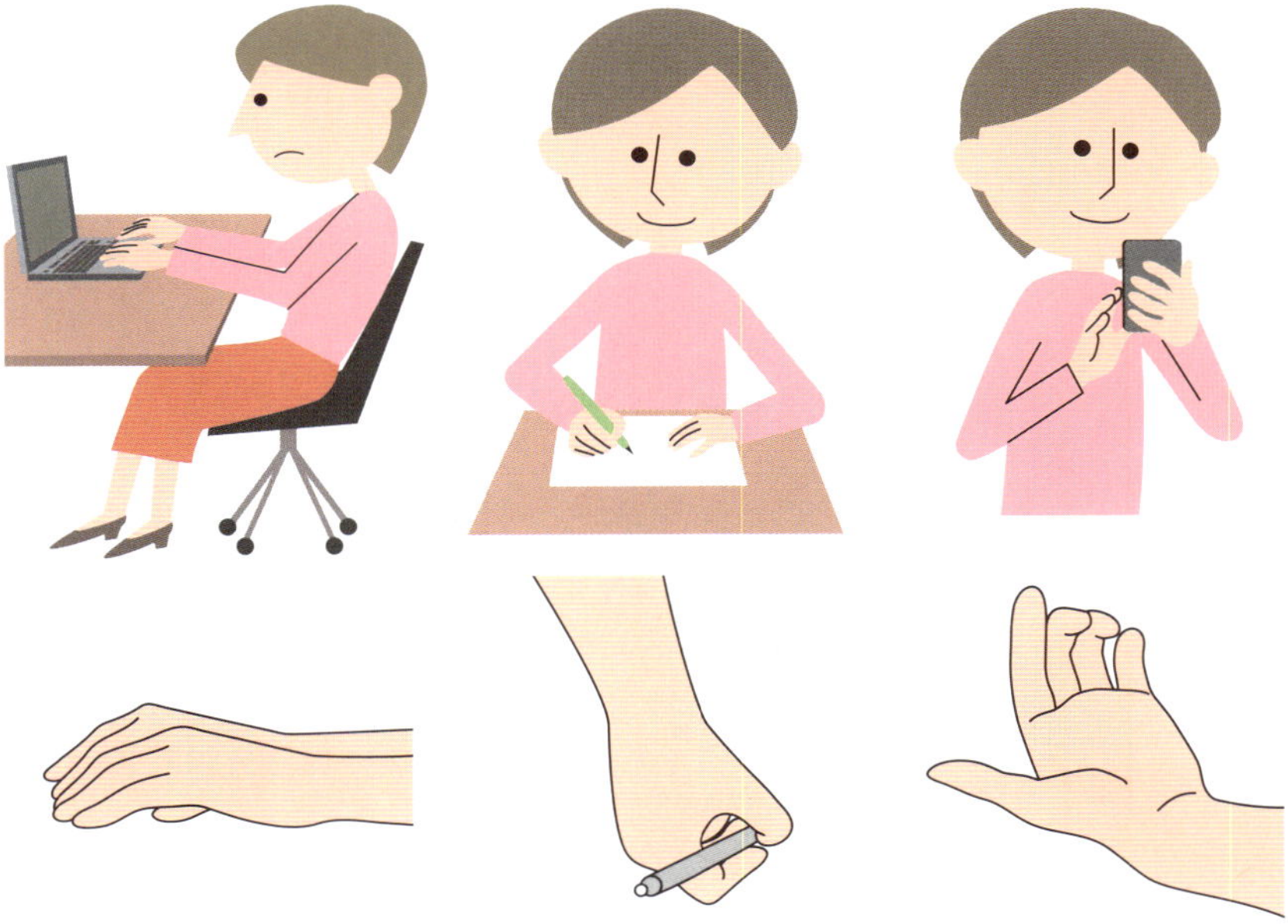

指先の疲労や手首のねじれが肩に伝わり、
肩こりの原因に

手首と肩こりの関係

1

手首は、８個の骨（手根骨《しゅこんこつ》）で構成されています。本来、手のひらがひざ側に向いている（「気をつけ」をしている）のが正しい状態ですが、スマホなど指先を使った作業は、手首をひねった状態にしてしまいます。

↓

2

手首をひねると、手首からひじまでの骨（橈骨と尺骨）が内側や外側にねじれます

↓

3

ひじ関節の隙間が一定でなくなり、ずれます。

↓

4

上腕骨《じょうわんこつ》が内側や外側にねじれます。

↓

5

肩甲上腕関節《けんこうじょうわんかんせつ》の隙間が一定でなくなり、ずれます。

↓

6

肩甲骨が**5**でくずれたバランスを取るために本来の動きでない動きをし、ずれてしまいます。

↓

7

肩甲骨がずれたことで、付着している筋肉に負担がかかり、かたくなってしまいます。

↓

肩こりになる

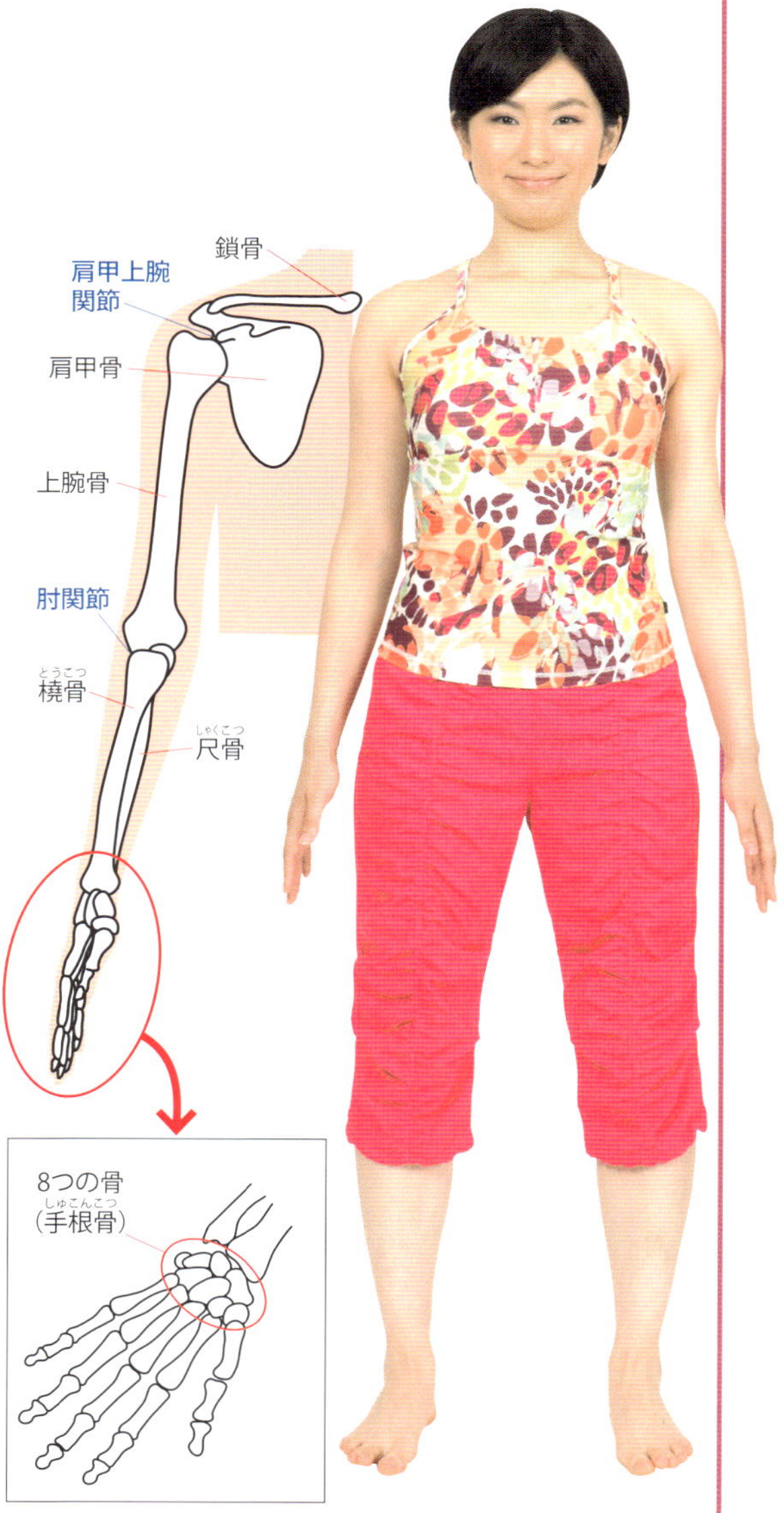

手首のねじれが肩こりの根本的な原因

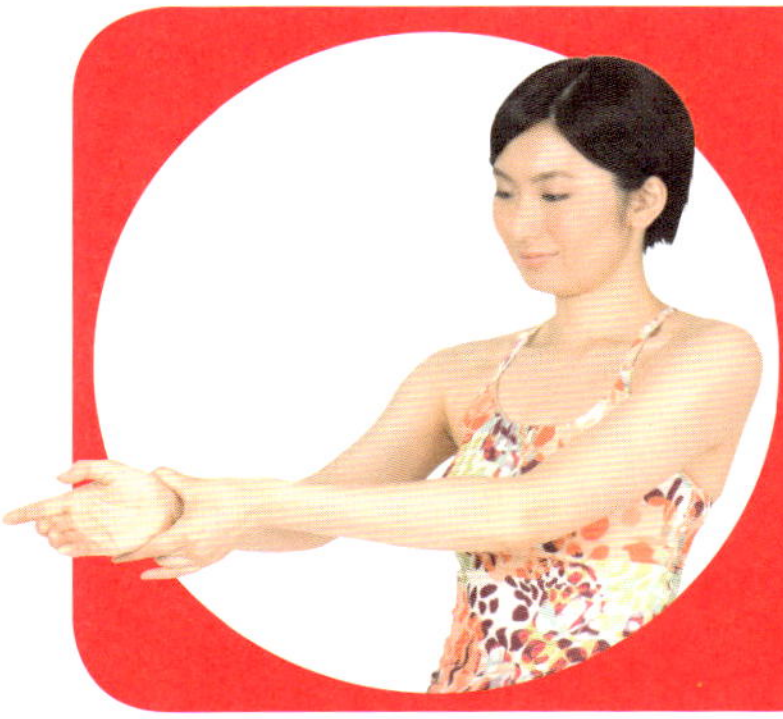

20～39ページの
「10秒ストレッチ」で
手首を正しい状態にもどしましょう

効果を高めるポイント 1

1日1分、ラジオ体操のように習慣に

紹介しているストレッチは、どれも10秒でできる簡単なもの。1日1分でも良いので、生活に取り入れてみてください。

効果を高めるポイント 2

正しい姿勢で行なう

「立つ」「座る」といった基本の姿勢を正しくすることで、手首のストレッチは肩まできちんと伝わります。14～19ページで紹介している正しい座り方・立ち方も、ぜひ覚えましょう。

効果を高めるポイント 3

症状や生活習慣に合わせて

本書で紹介している10秒ストレッチは10パターン。各自の症状や生活習慣に合わせて組み合わせることもできます(詳しくは第二章参照)。

ストレッチを始める前に、「正しい座り方」「正しい立ち方」

肩こりを治す手首のストレッチを始める前に、まず最初は、

「正しい姿勢の座り方」

「正しい姿勢の立ち方」

の二つの基本姿勢を体得しましょう。

正しい姿勢でストレッチを行なうと、効果もだんぜんアップします。

どうせやるなら、より効率的に。せっかくストレッチしても、「悪い姿勢」のままでは、身体のどこかに負担がかかってしまいます。

「正しい座り方」「正しい立ち方」でストレッチすれば、根本的な肩こりの解消につながります。

16ページから具体的な方法を紹介していますので、ぜひチャレンジしてみてください。

正しい姿勢は

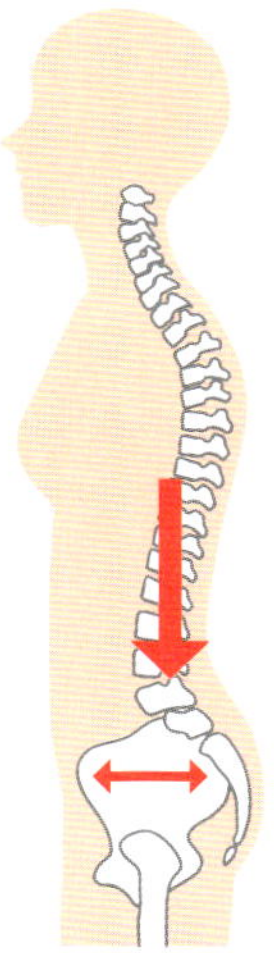

身体に負担をかけず、肩こりになりにくい姿勢。ストレッチ効果もUP。

悪い姿勢は

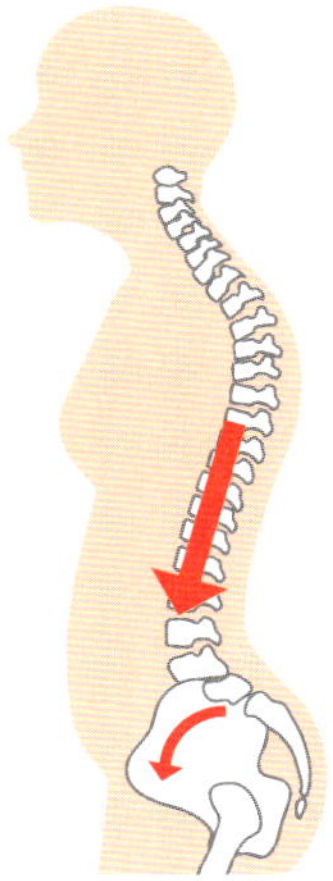

骨盤が倒れたり傾いていると、腰や胸、首の骨に余分な負担がかかってしまいます。

肩こりの原因になる「悪い座り方」思い当たる人は要注意!

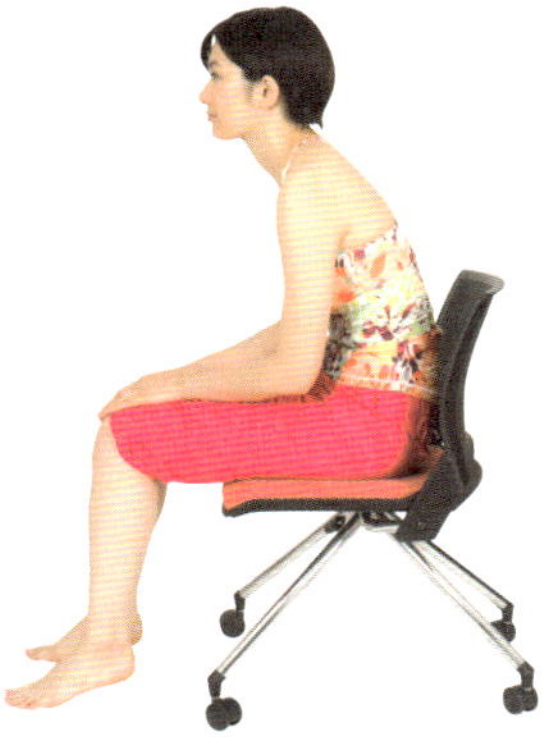

頭が前のめりに
なっている。

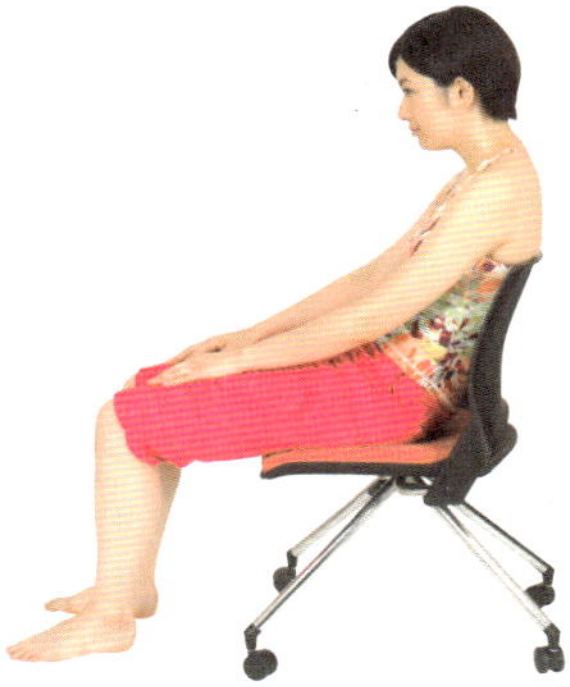

背もたれに
寄りかかっている。

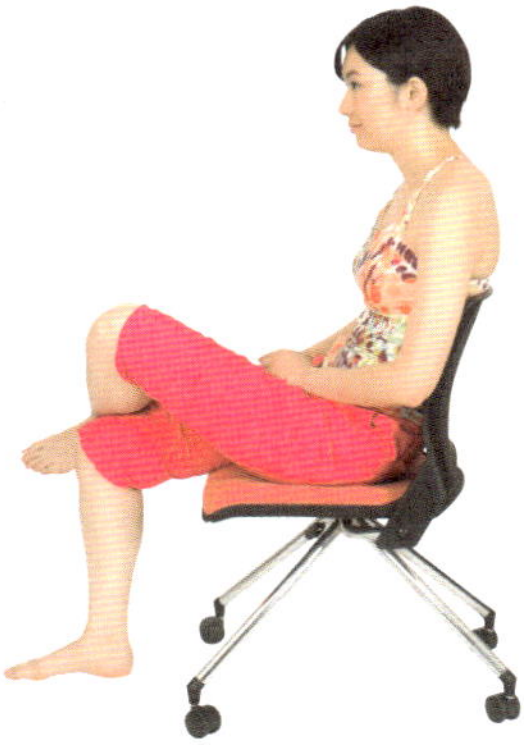

足を組んでいる。

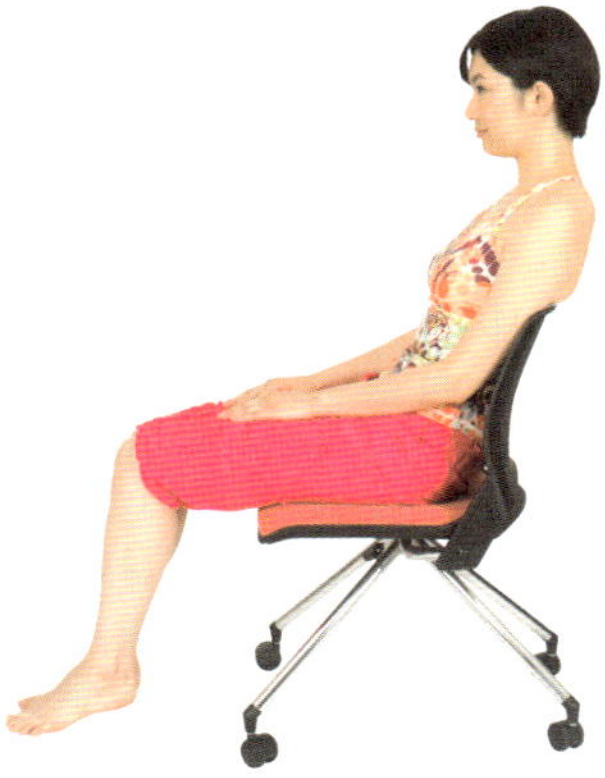

かかとを床につけず、
爪先だけつけている。

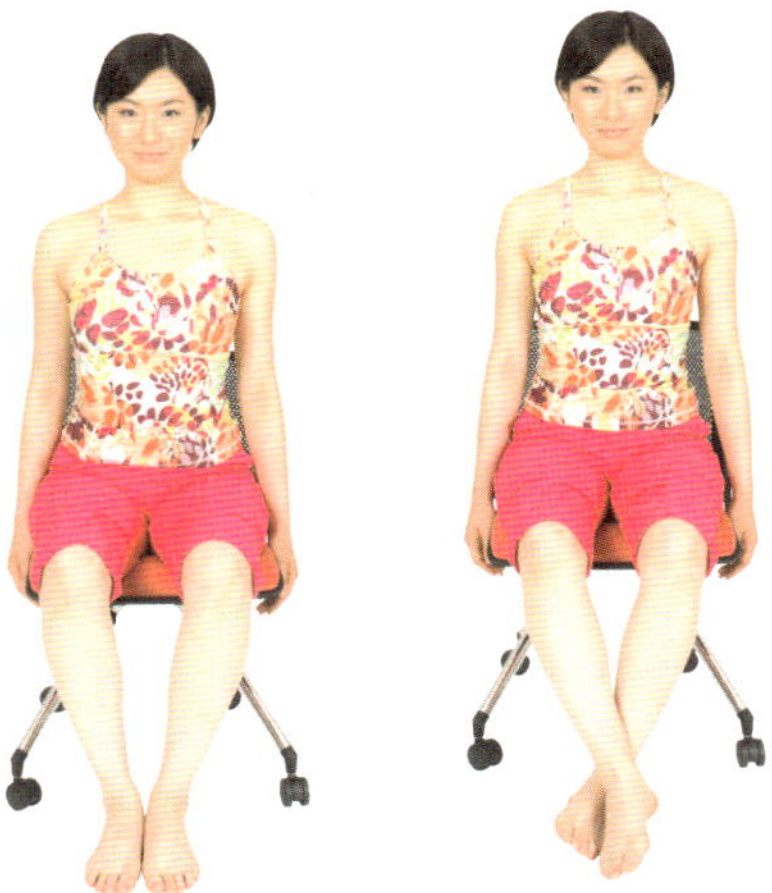

女性の場合、ひざとひざの間が離れている。

正しい姿勢 2

正しい姿勢の座り方

正しい座り方を実践するためのポイントをご紹介します。20ページから紹介する10**秒ストレッチも、正しい姿勢で行なうと効果倍増**です。

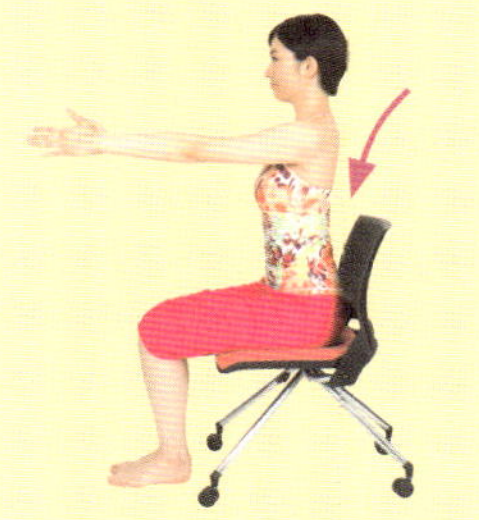

まずは背もたれによりかからず、手を「前ならえ」の状態にします。上半身の力を抜き、手を下ろします。

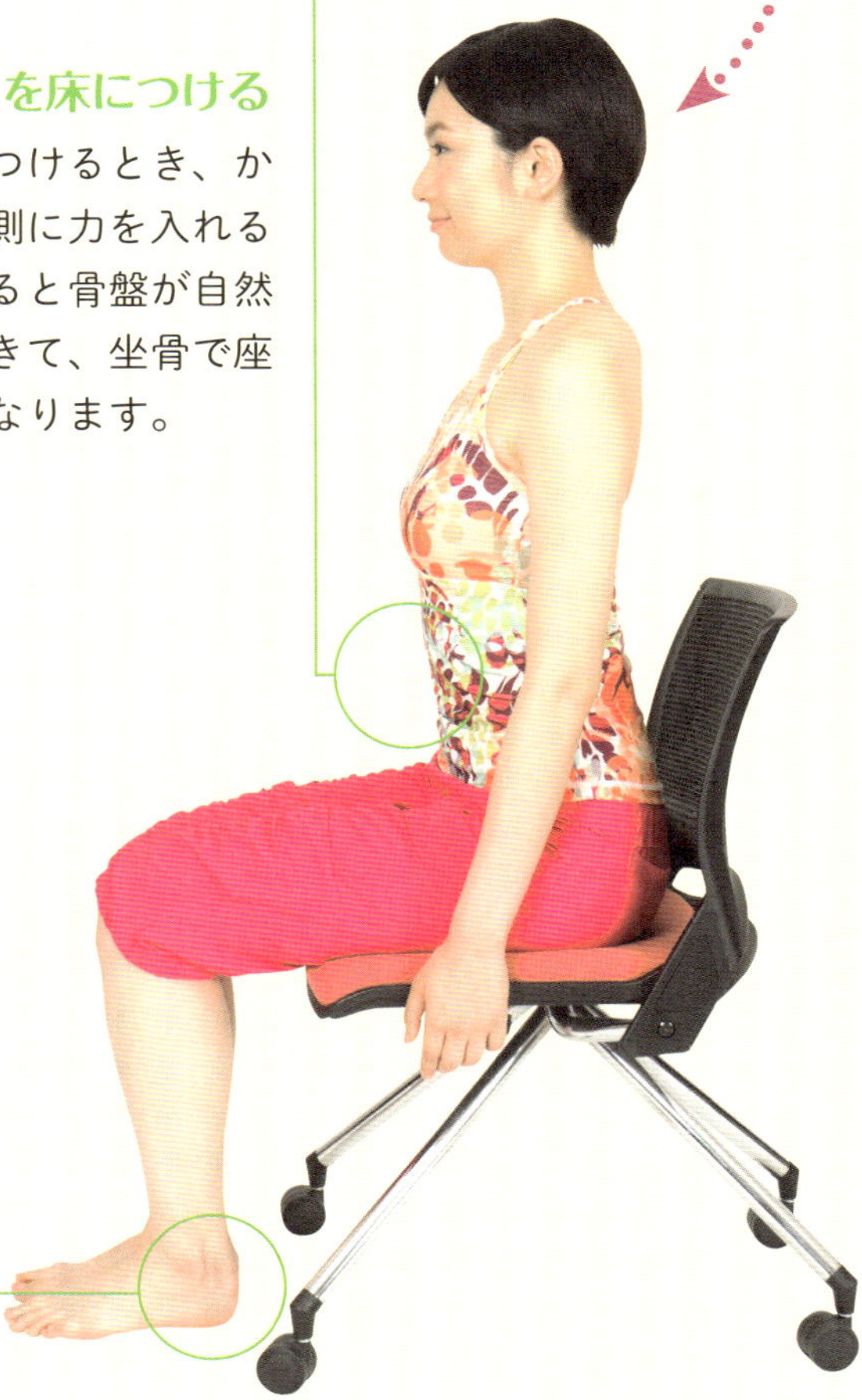

横

□へそを太ももに近づけるイメージで

イスに垂直に坐骨を当てて座ります。へそを太ももに近づけるようにすると骨盤が立って、背骨が正しい状態になり、結果的に正しい座り方になります。

□かかとを床につける

足を床につけるとき、かかとの内側に力を入れるようにすると骨盤が自然に立ってきて、坐骨で座るようになります。

正しい座り方ができているかCHECK!

正しい座り方をしていると、足を組むことができません。あなたが「正しい姿勢ができた」と思ったその姿勢から、足を組んでみましょう。足を組めたら×、もう一度座り方を見直してみましょう。

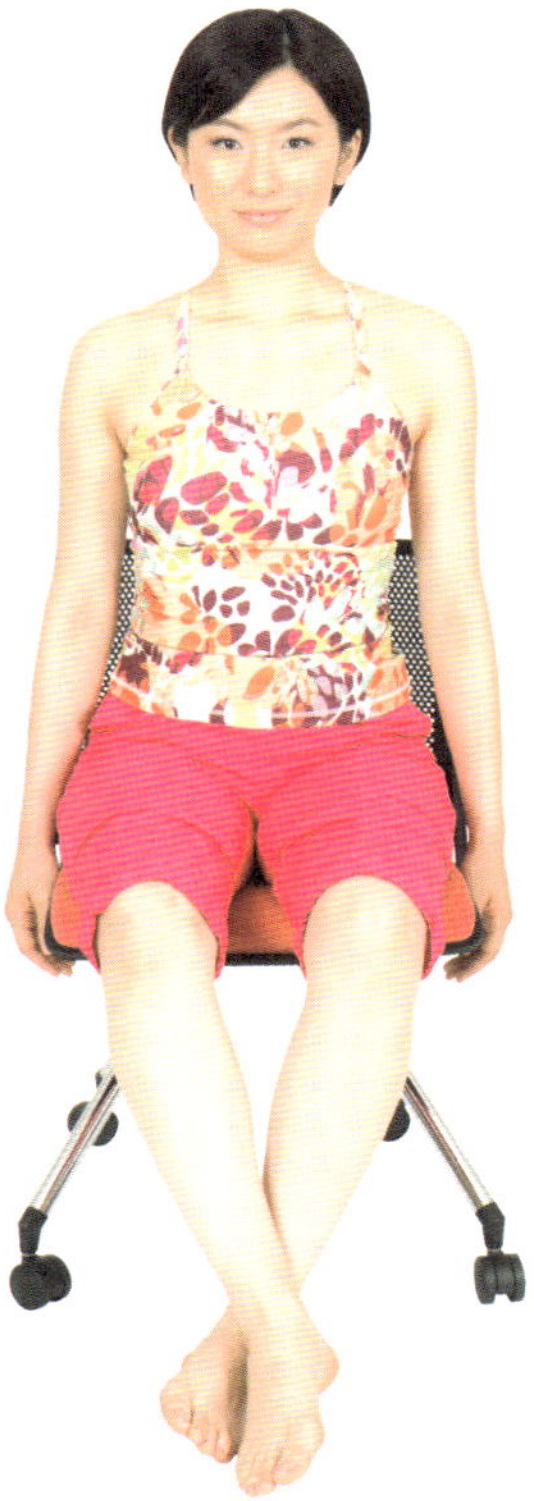

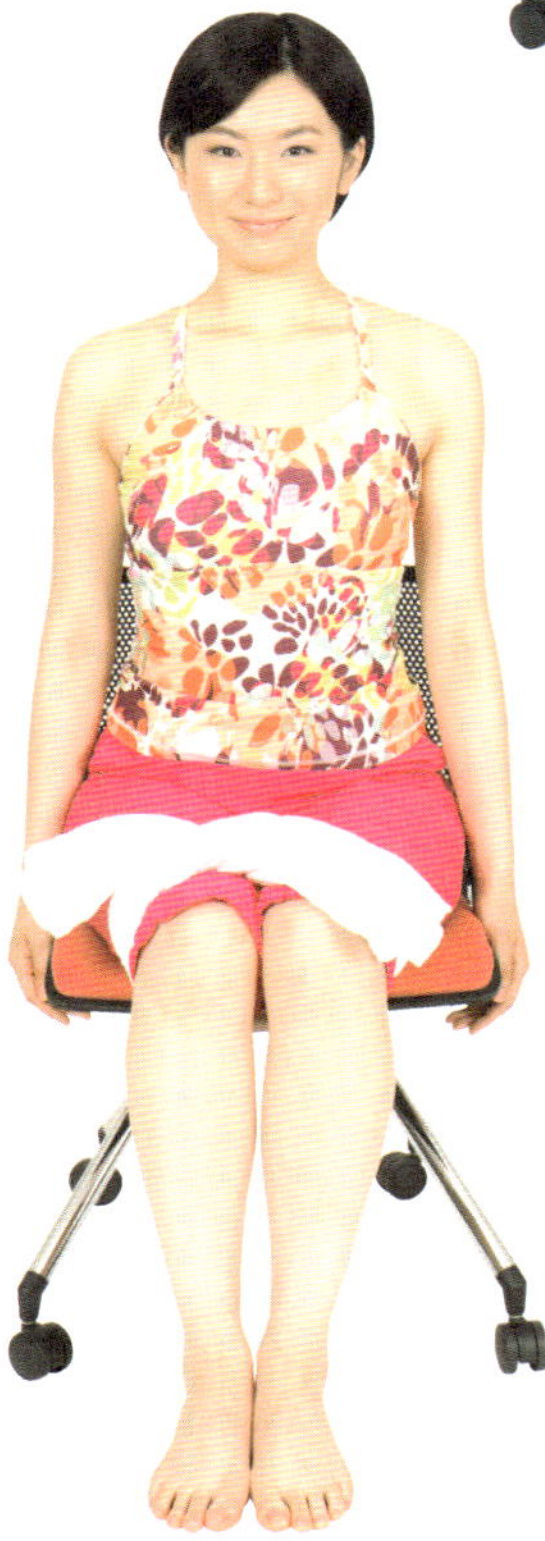

長時間座るときは

ひざの上をひもなどで縛っておくと、正しい姿勢をキープしやすいです。デスクワークや勉強の際はイスの近くに常にひもを置いておき、座ったらすぐ縛るようにすると習慣にしやすいのでおすすめです。

幅広のひもなら何でもOK！

ひざに食い込むような細いひもではなく、幅が広いひもを使いましょう。写真のようにタオルを使ったり、使わなくなったネクタイやスカーフでも代用できます。

正面

□ひざの間は

女性の場合：ひざとひざの間を離さないように
男性の場合：ひざとひざの間が握りこぶし１個分あけても良い

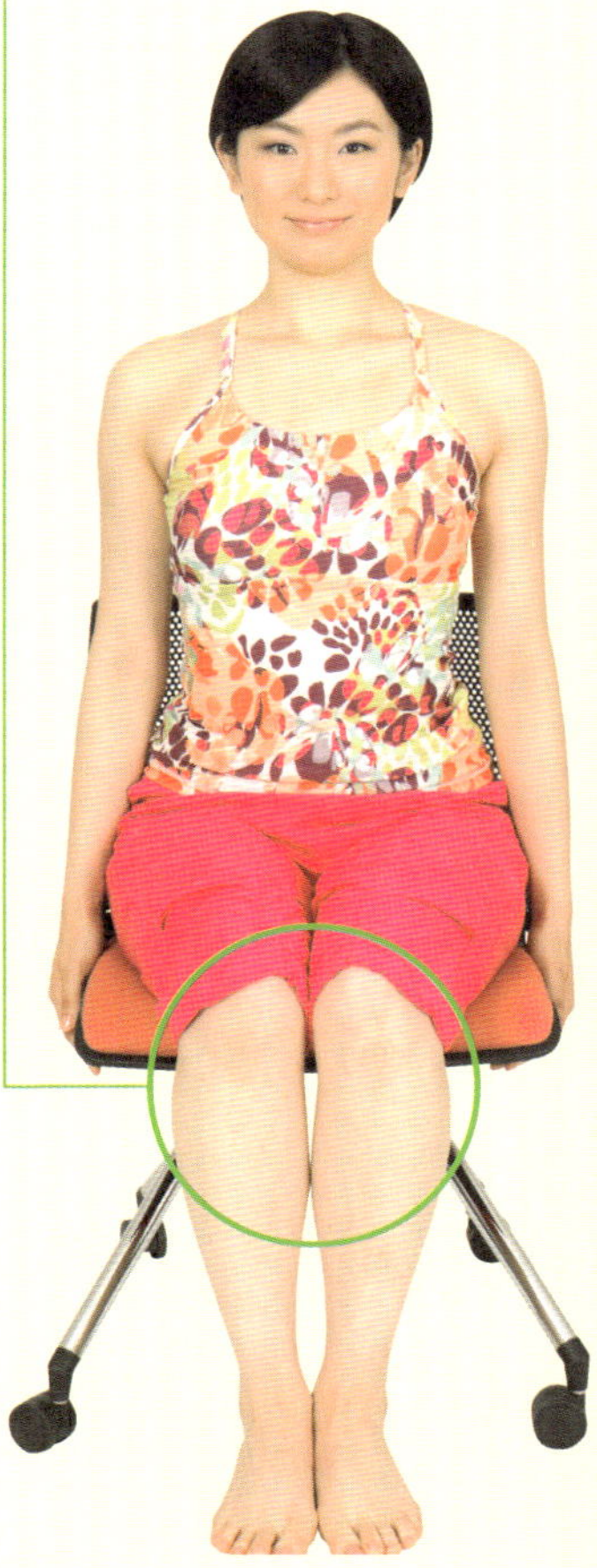

正しい姿勢 2

正しい姿勢の立ち方

次は正しい姿勢の立ち方です。肩こりを防ぐ、身体に負担が少ない立ち方です。**正しい姿勢の立ち方で10秒ストレッチをすれば、さらに効果はアップします。**

手を「前ならえ」の状態にして、かかとに力を入れた後、手を下ろします。

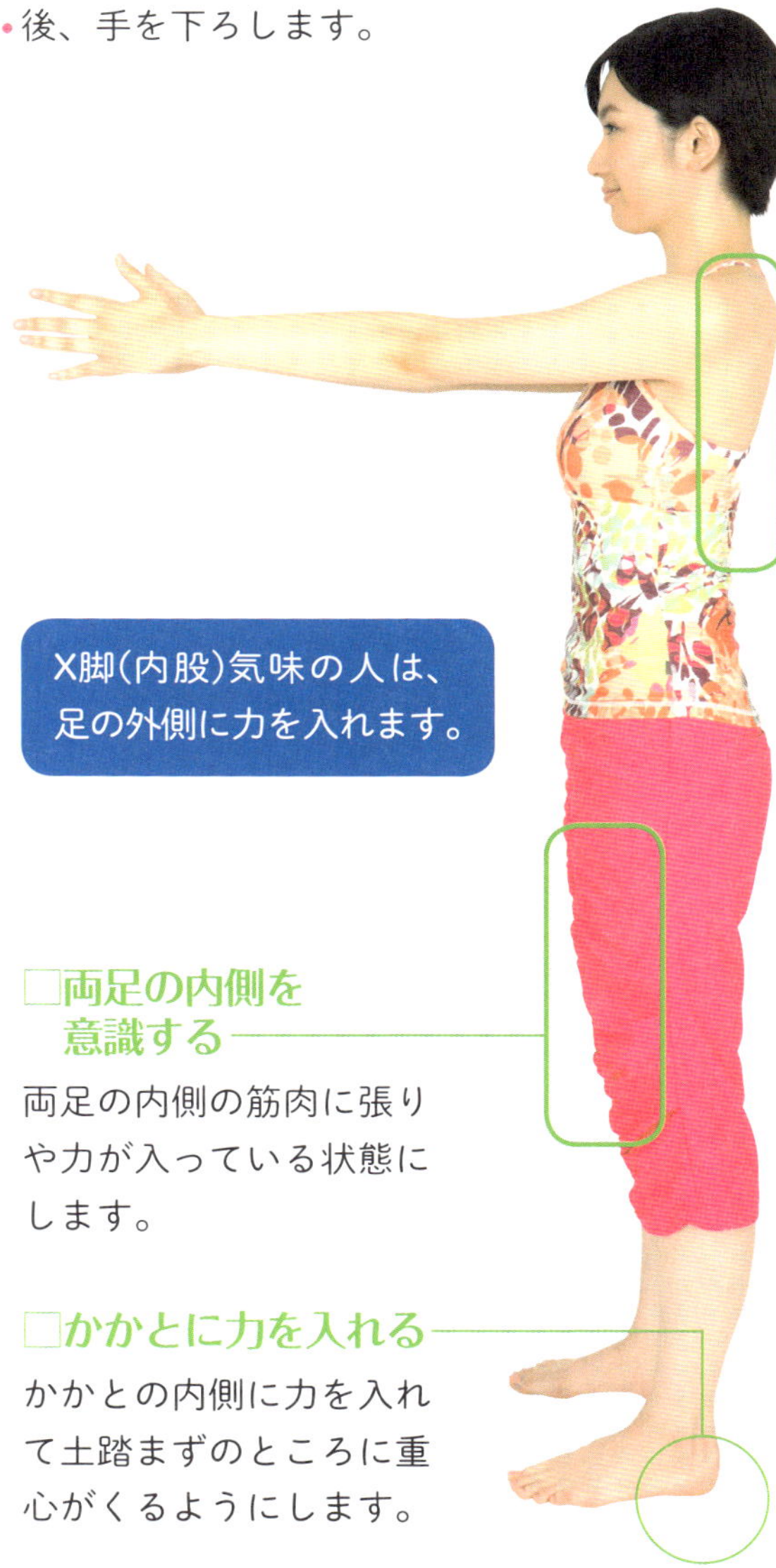

□背筋は自然と伸びる

かかとに力を入れると、自然と上半身の背筋も伸びてきます。

X脚(内股)気味の人は、足の外側に力を入れます。

□両足の内側を意識する

両足の内側の筋肉に張りや力が入っている状態にします。

□かかとに力を入れる

かかとの内側に力を入れて土踏まずのところに重心がくるようにします。

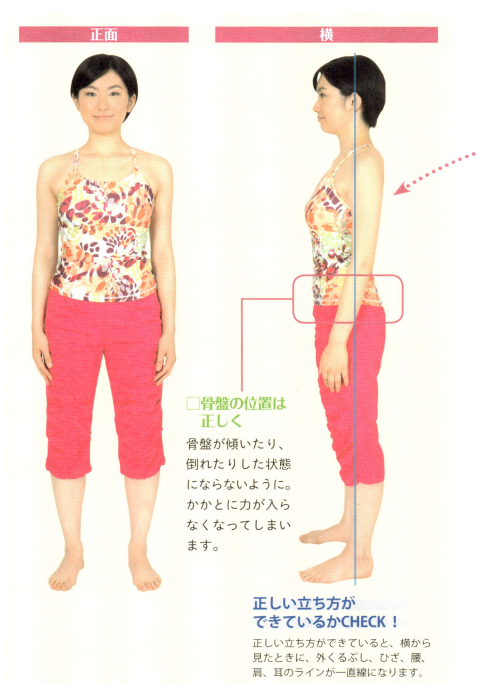

正面

横

□骨盤の位置は正しく

骨盤が傾いたり、倒れたりした状態にならないように。かかとに力が入らなくなってしまいます。

正しい立ち方ができているかCHECK！

正しい立ち方ができていると、横から見たときに、外くるぶし、ひざ、腰、肩、耳のラインが一直線になります。

10秒ストレッチ

1

手首フリフリストレッチ①

さあ、それではいよいよ手首の10秒ストレッチのスタートです。
ねじれた手首の8つの骨を正しい位置にもどします。

01

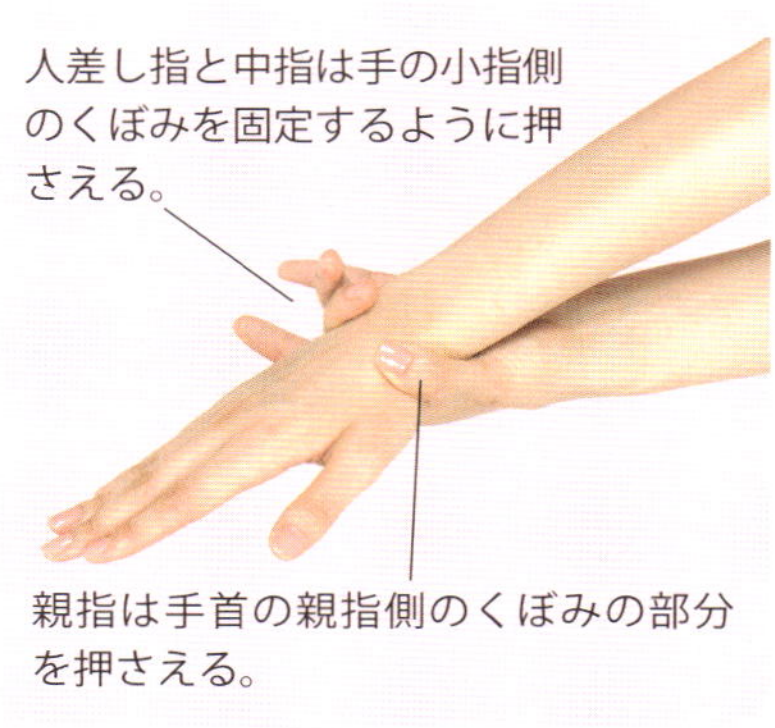

人差し指と中指は手の小指側のくぼみを固定するように押さえる。
親指は手首の親指側のくぼみの部分を押さえる。

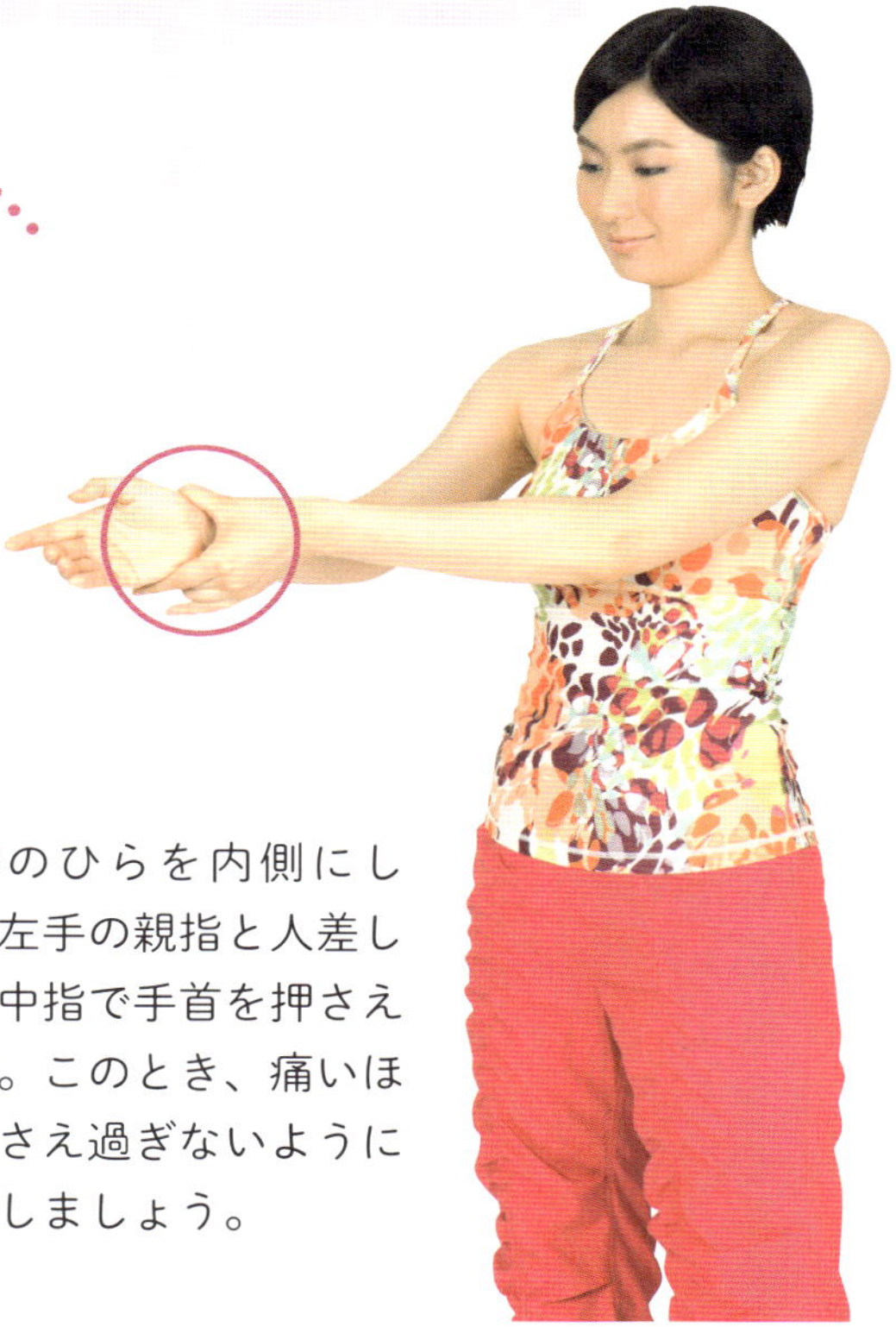

右手のひらを内側にして、左手の親指と人差し指、中指で手首を押さえます。このとき、痛いほど押さえ過ぎないように注意しましょう。

このストレッチのポイントは

手首の8個の骨を正しい位置にもどします。手首をふることで、手首の骨の動きだけでなく、骨と骨との間の間隔も正常にもどすことができます。

NG

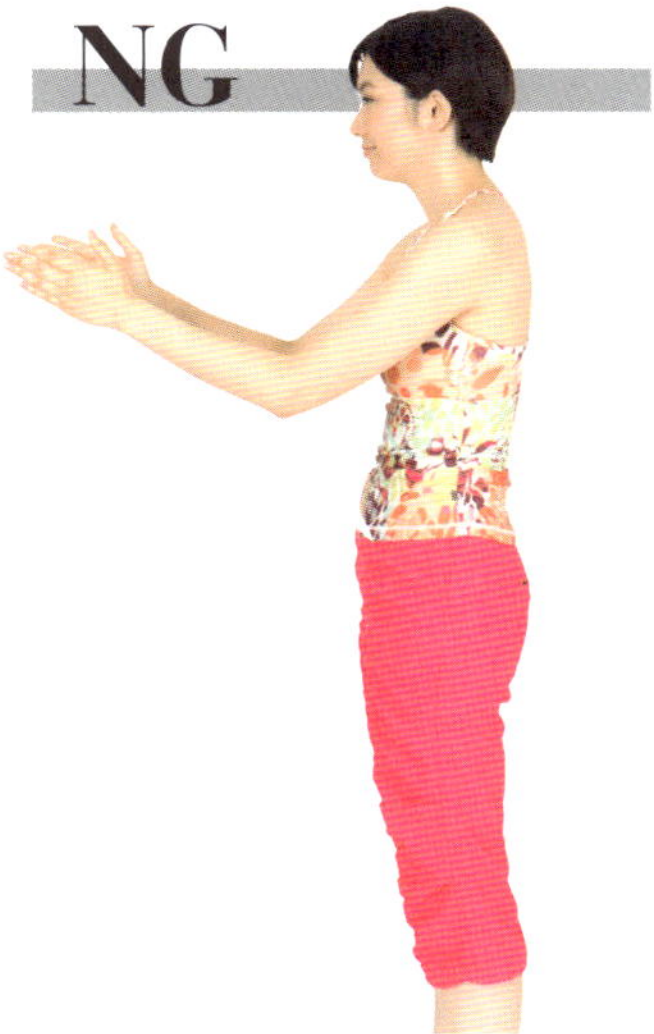

手首、ひじ、上腕骨から肩甲骨まで連動してゆるめるために、猫背やひじを曲げた姿勢で行なわないよう注意しましょう。

02

左手で右手首を手前に引きながら、右ひじは伸ばします。

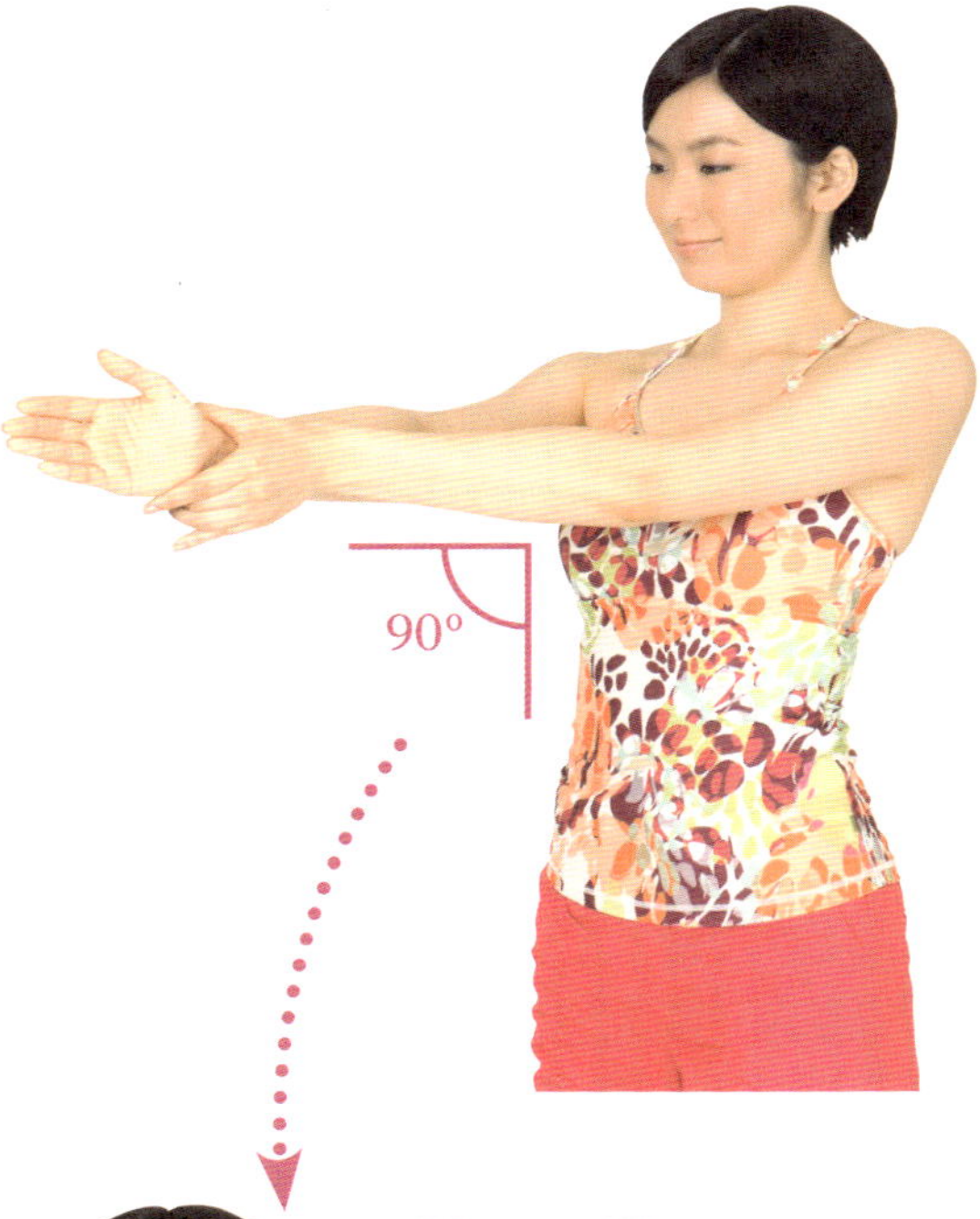

03

手首を10秒間ふります。反対側の手も同様に01～03を行ないます。

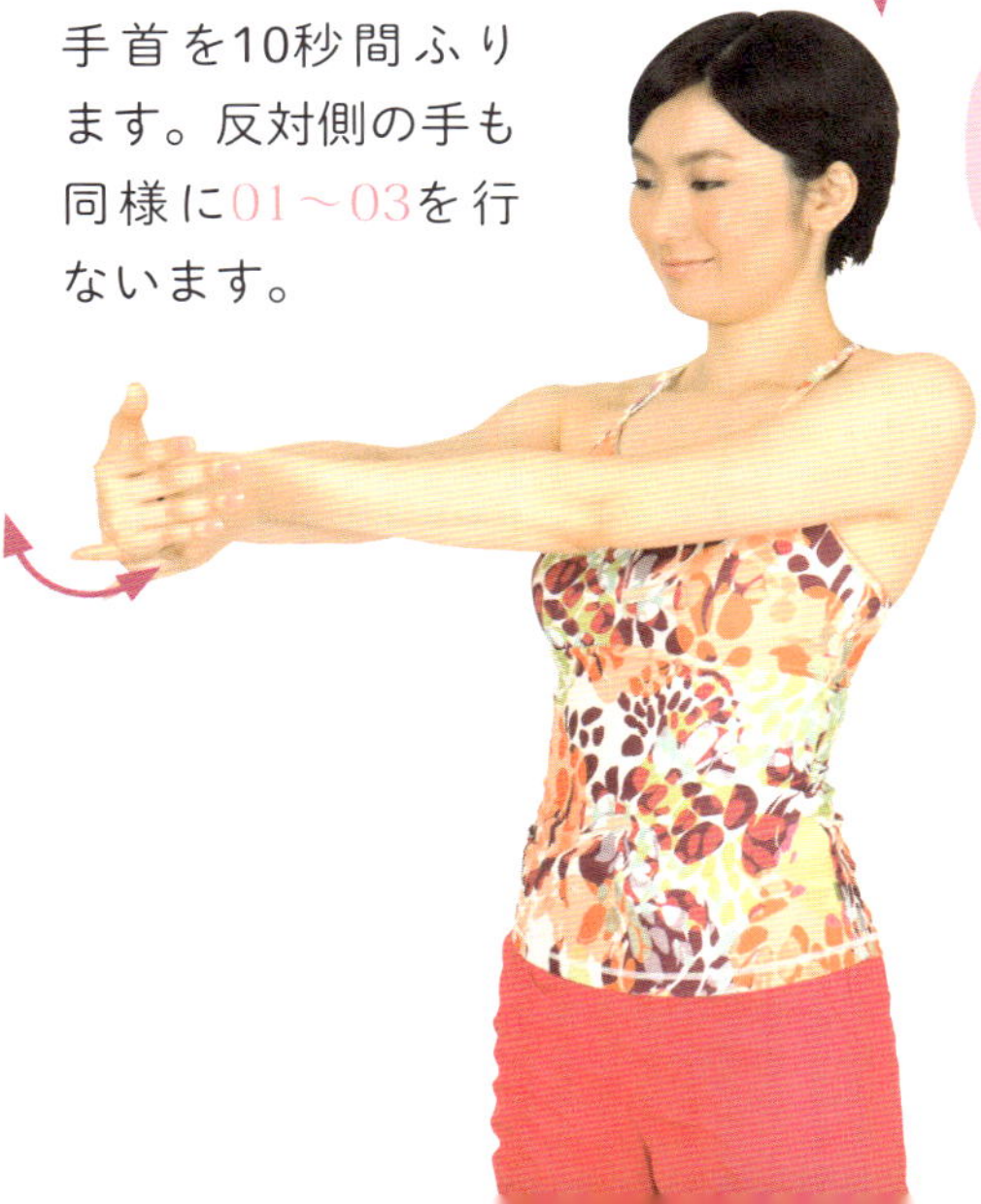

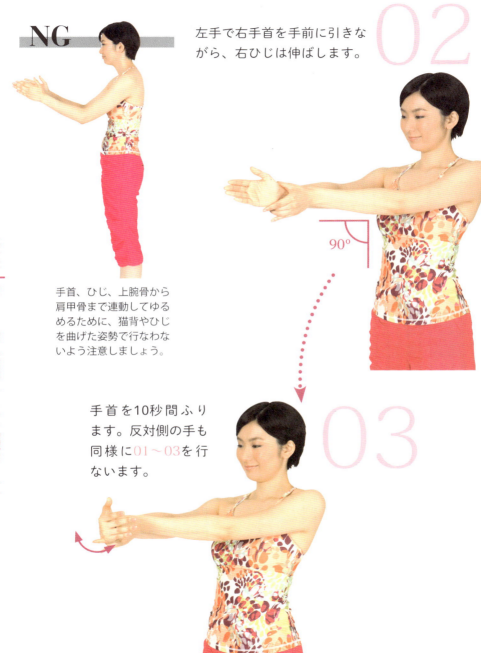

10秒ストレッチ

2

手首フリフリストレッチ❷

ねじれた2本の腕の骨を正しい位置にもどします。

01

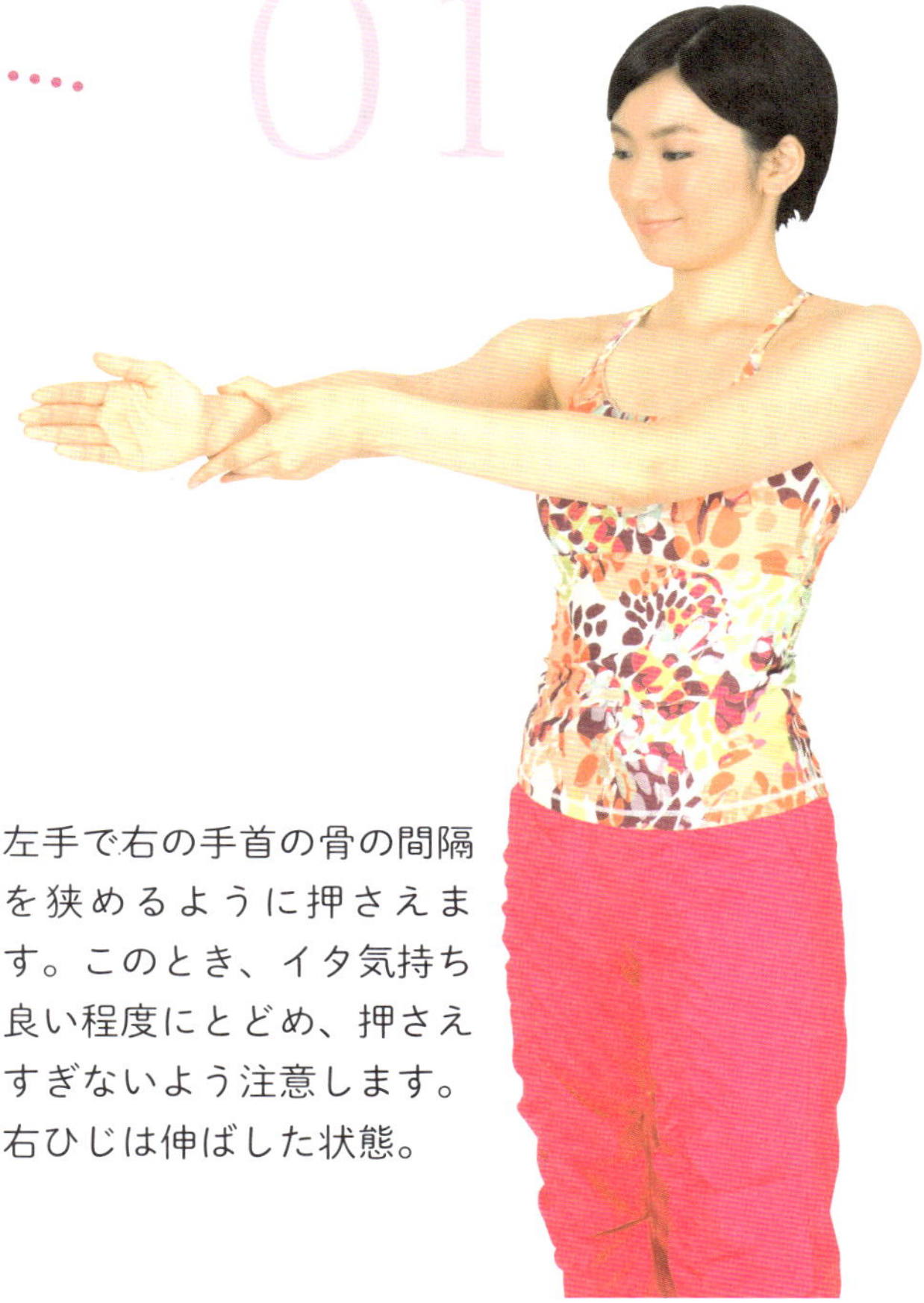

左手で右の手首の骨の間隔を狭めるように押さえます。このとき、イタ気持ち良い程度にとどめ、押さえすぎないよう注意します。右ひじは伸ばした状態。

NG

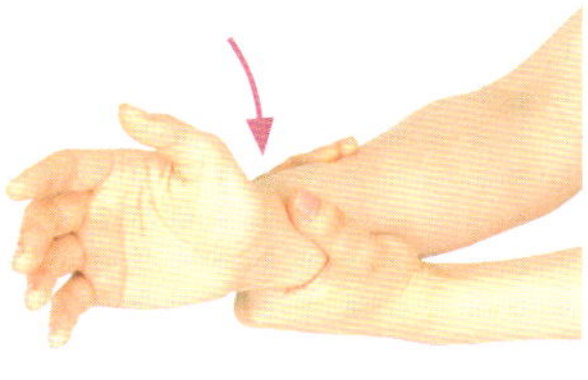

手首の上側があいていて、２本の骨の間隔をきちんと狭めることができていません。

OK

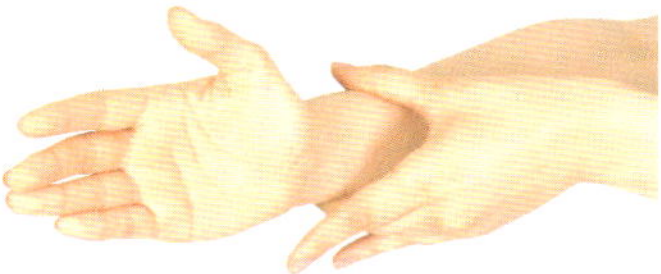

左手の親指は手首の上を押さえ、他の４本の指で手首の下を押さえるようにして、上下からはさむようにします。

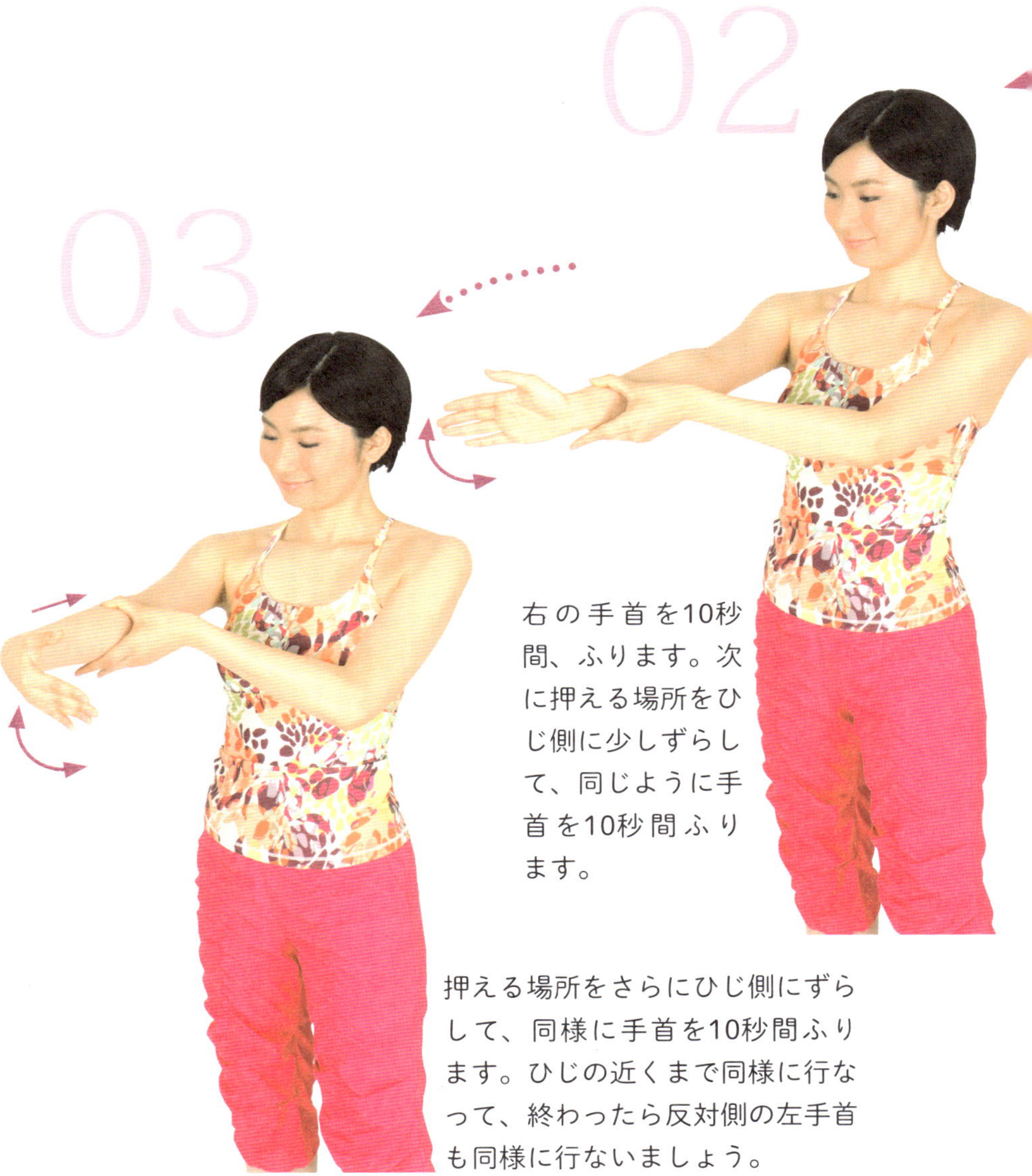

右の手首を10秒間、ふります。次に押える場所をひじ側に少しずらして、同じように手首を10秒間ふります。

押える場所をさらにひじ側にずらして、同様に手首を10秒間ふります。ひじの近くまで同様に行なって、終わったら反対側の左手首も同様に行ないましょう。

このストレッチのポイントは

前腕の２本の骨（橈骨と尺骨）を正しい位置にもどします。手首をふることで、指先や手首からひじまでの筋肉をゆるめます。

10秒ストレッチ

3

指のストレス解消ストレッチ

縮んでいる、こわばった指を伸ばして指のストレスを解消してあげます。

01

ひじを曲げた状態で右手の親指を左手でにぎります。

02

ひじを伸ばし、右手を回すようにふります。

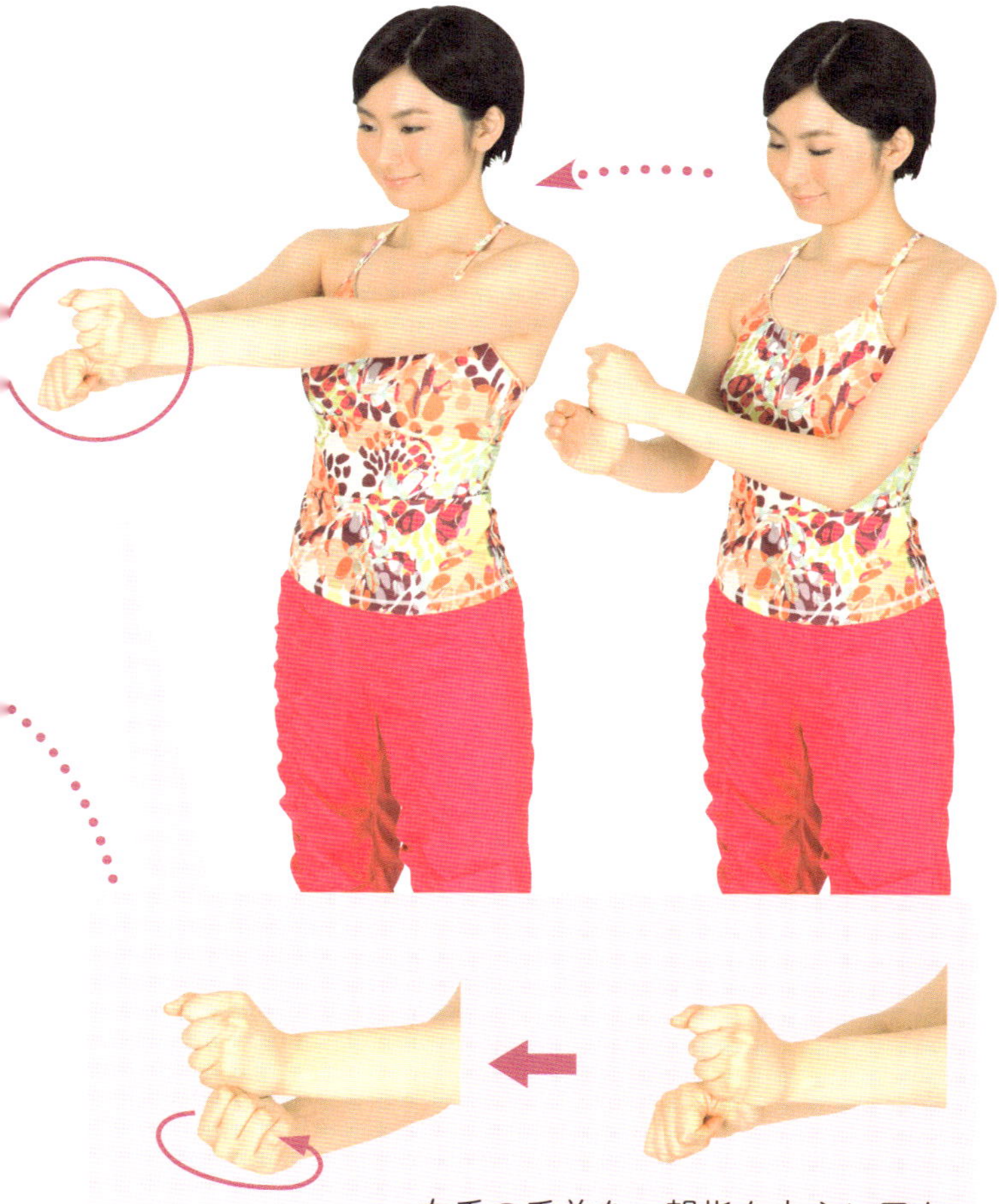

右手の手首を、親指を中心に円を描くように10秒間回すようにふります。このとき、左手は動かないように注意しましょう。

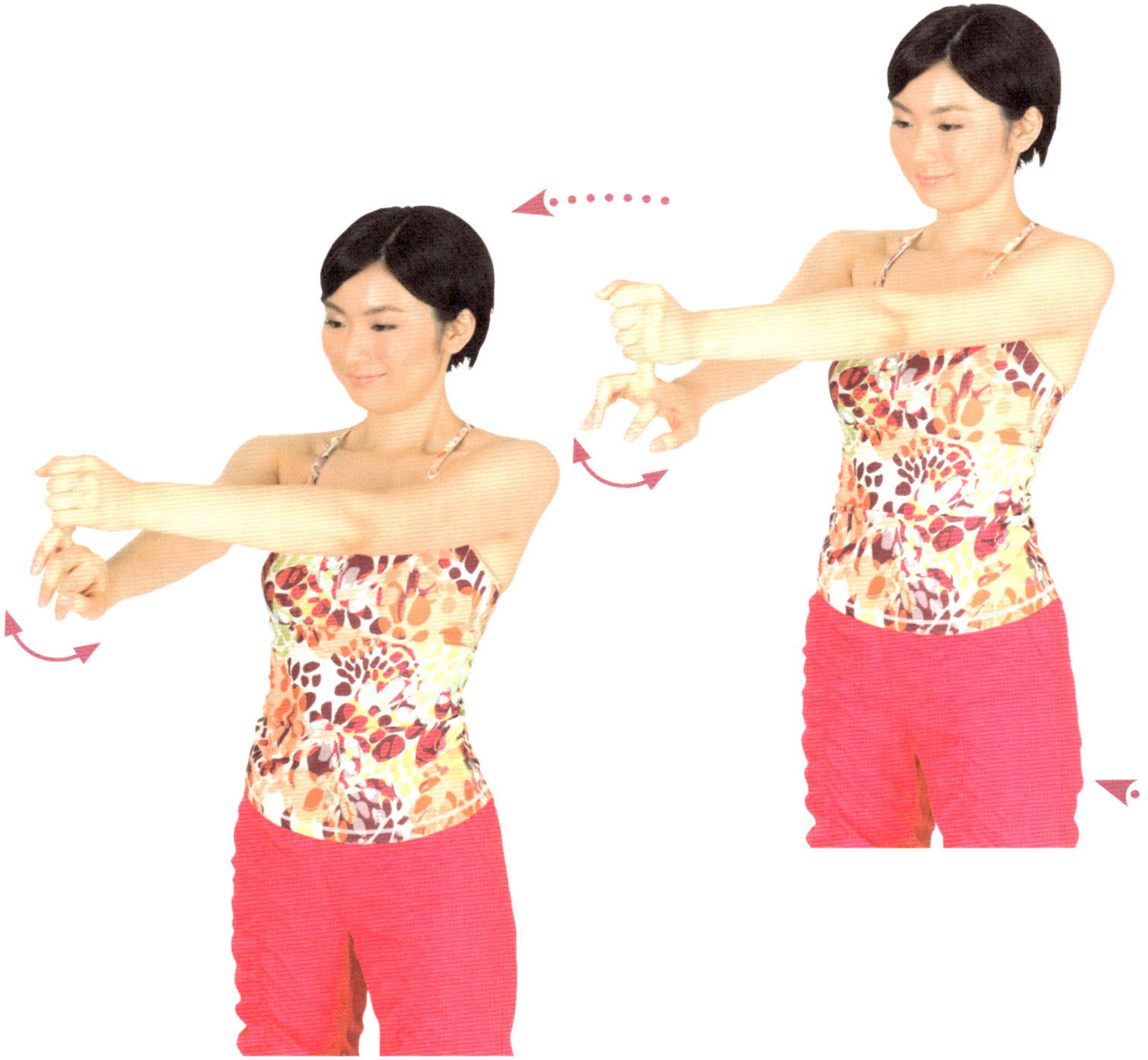

親指が終わったら、人差し指、中指、薬指、小指も同様にストレッチ。力を入れ過ぎて引っ張らないよう注意し、気持ち良いと感じる範囲で動かすようにしましょう。その次は反対側の左手も同様に行ないます。

このストレッチのポイントは

指を1本1本しっかり握って反らすことで、指の筋肉と前腕の裏側（手のひら側）の筋肉を伸ばして一緒にゆるめます。

10秒
ストレッチ

4

手首伸び伸びストレッチ

手の甲の筋肉のこわばりを取り、無理なく伸ばすことができるストレッチです。

01

手の平を上にして、両手首をひざに置きます。

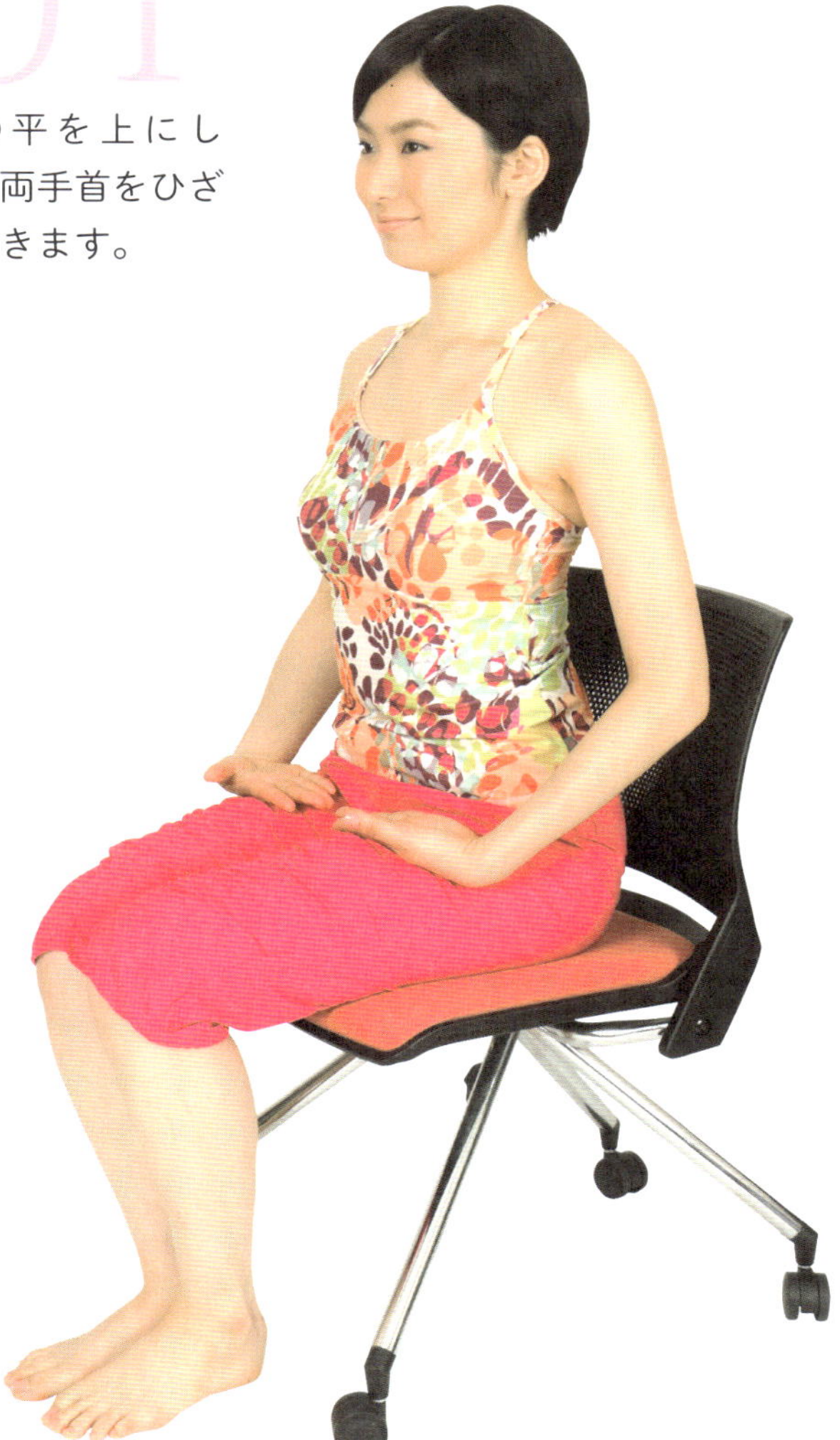

このストレッチのポイントは

手首を曲げて自分の太ももにつけ、下に押すことで、前腕の表側(手の甲側)の筋肉を伸ばしてゆるめます。

02

手首を太ももに押しつけるようにして、ひじを伸ばします。手首や手の甲に心地良い緊張を感じたら、10秒間キープします。痛みを感じるまで、無理にひじを伸ばさないようにしましょう。

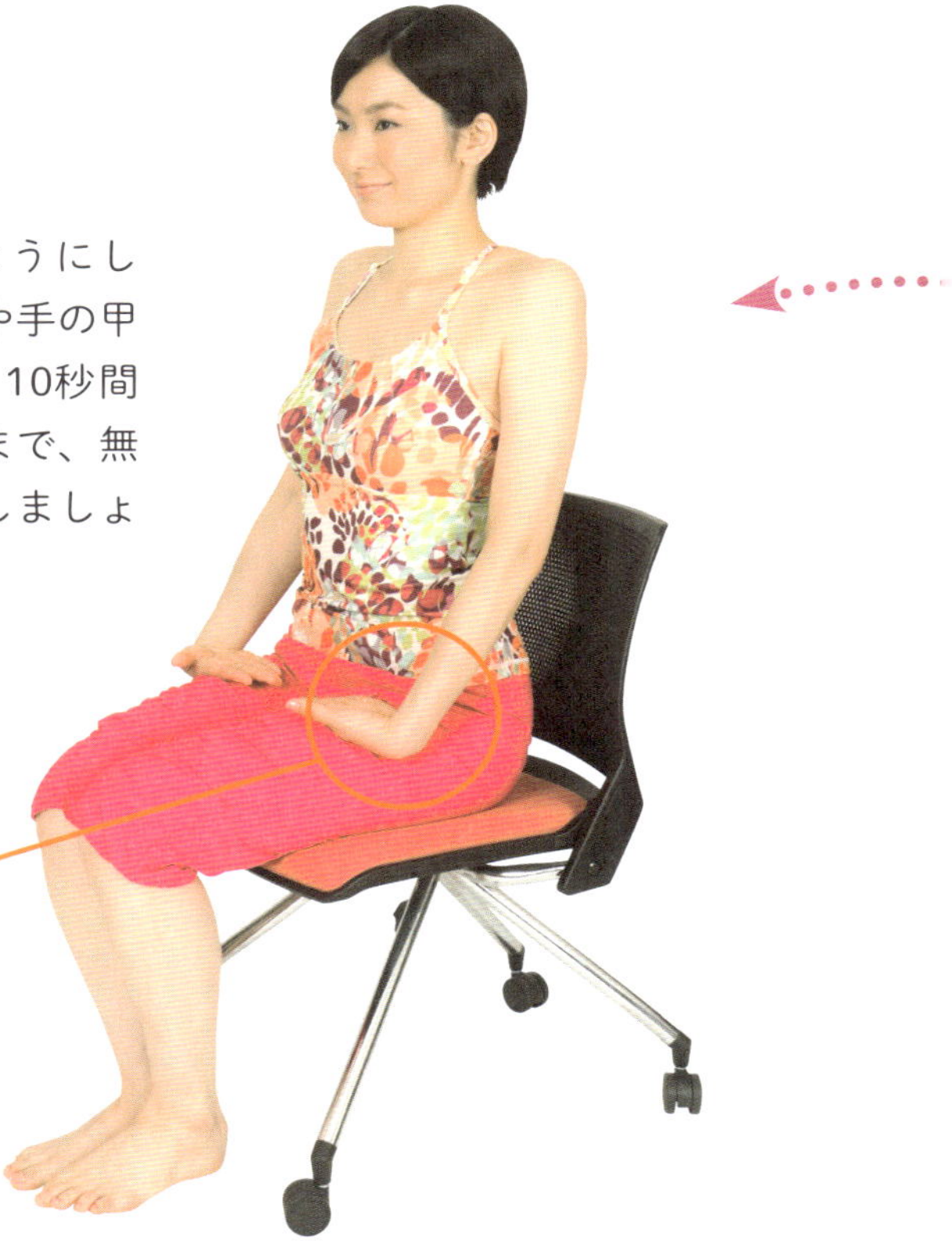

手首とひじが
90°になるように。

Variation

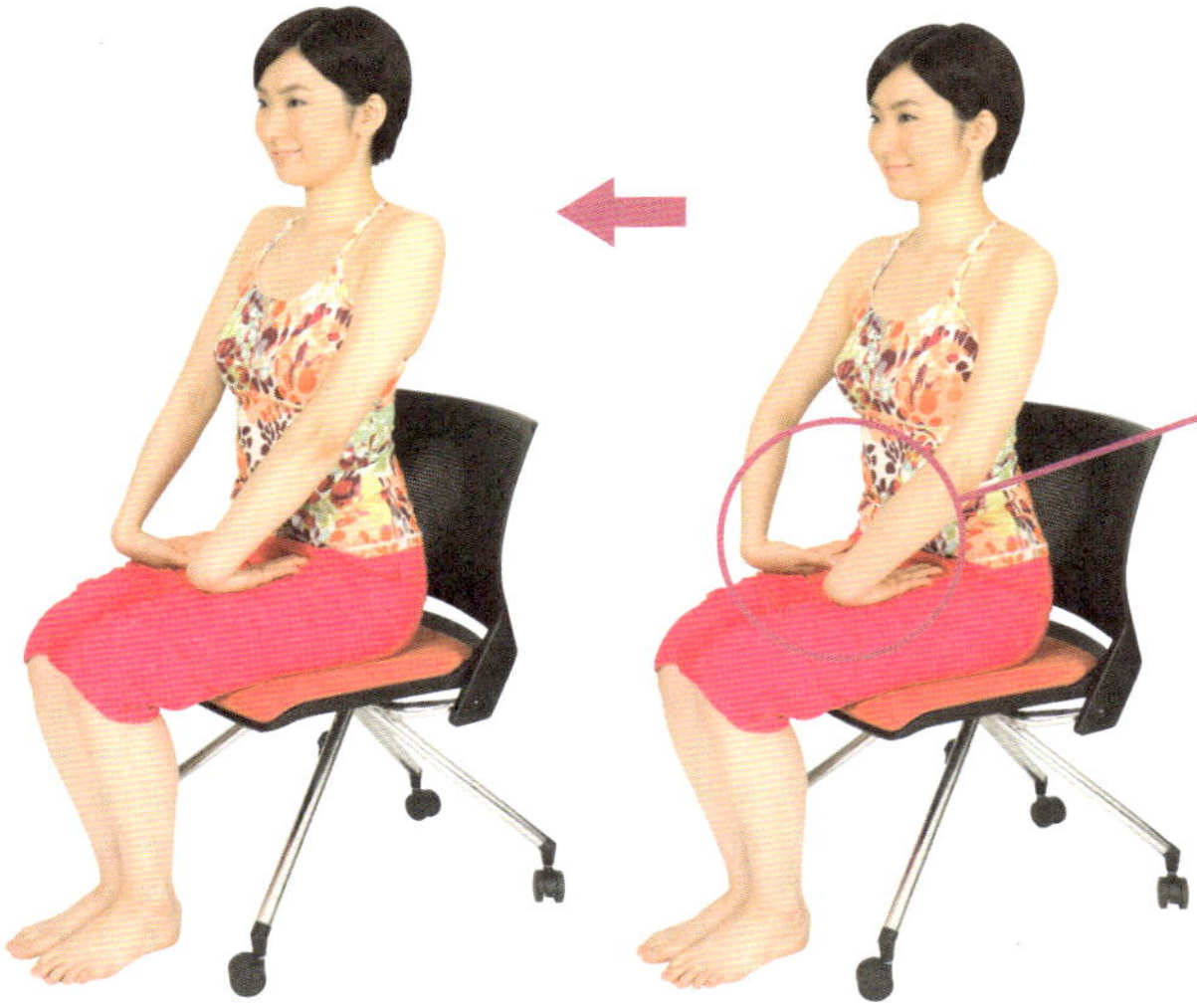

今度は手首を前に出す
ようにして、ひざの上
に置きます。
そして無理のない程度
にひじを伸ばします。

10秒ストレッチ

5 指先トントンストレッチ

指先の血行をよくして手首、腕の血行をよくします。

01

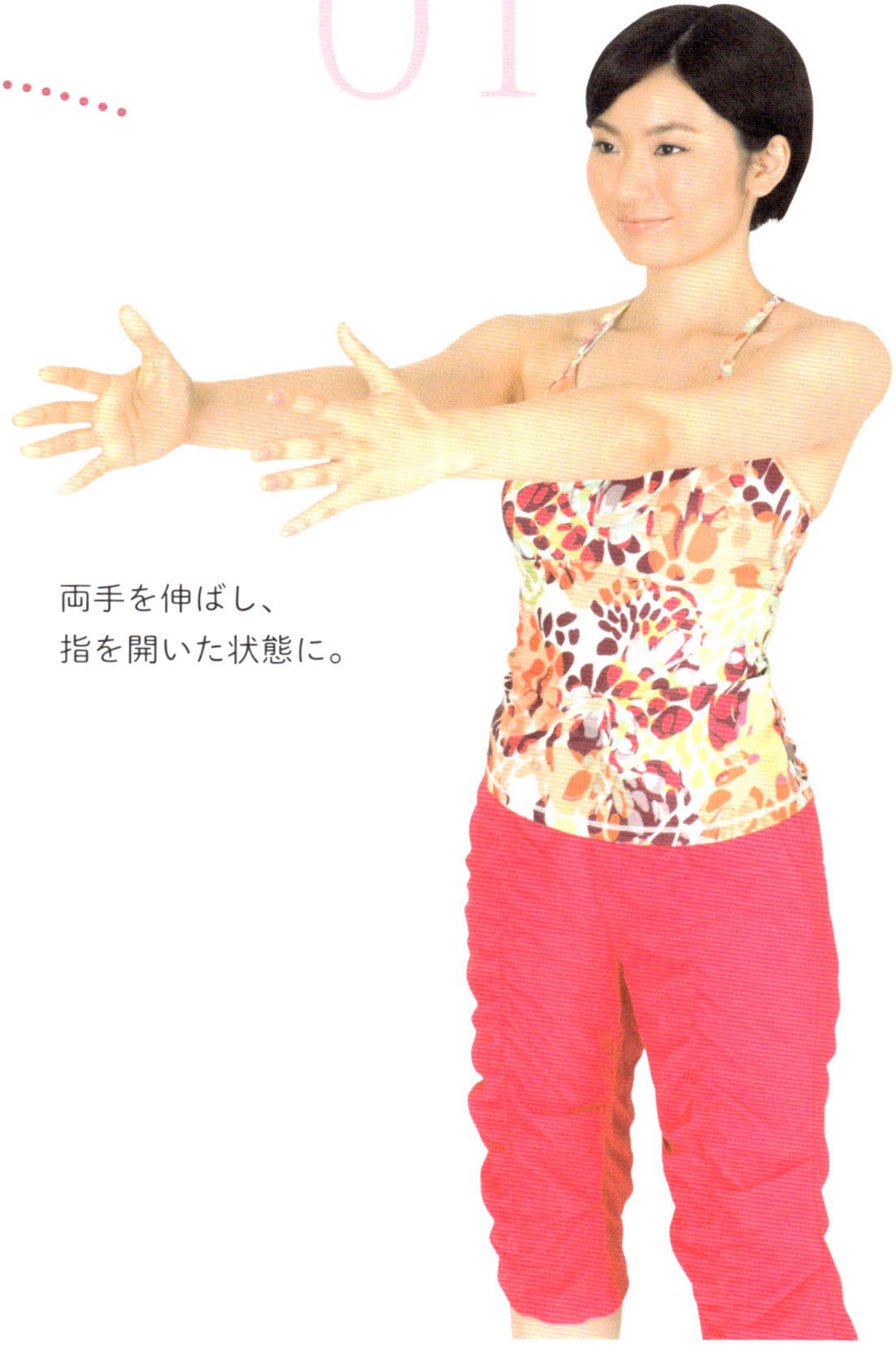

両手を伸ばし、
指を開いた状態に。

このストレッチのポイントは

指先と指先を軽くトントンとぶつけることで、指先の血行をよくし、指先から腕の筋肉をゆるめます。

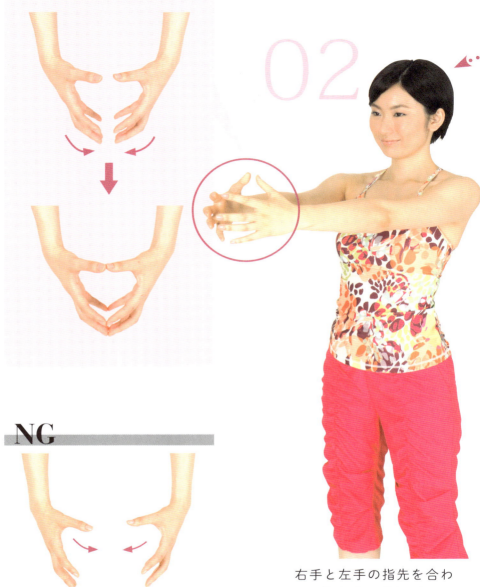

02

右手と左手の指先を合わせ、指先だけが触れ合うように指を曲げます。
指先どうしを10秒間、トントンと小さくゆっくりぶつけ合います。

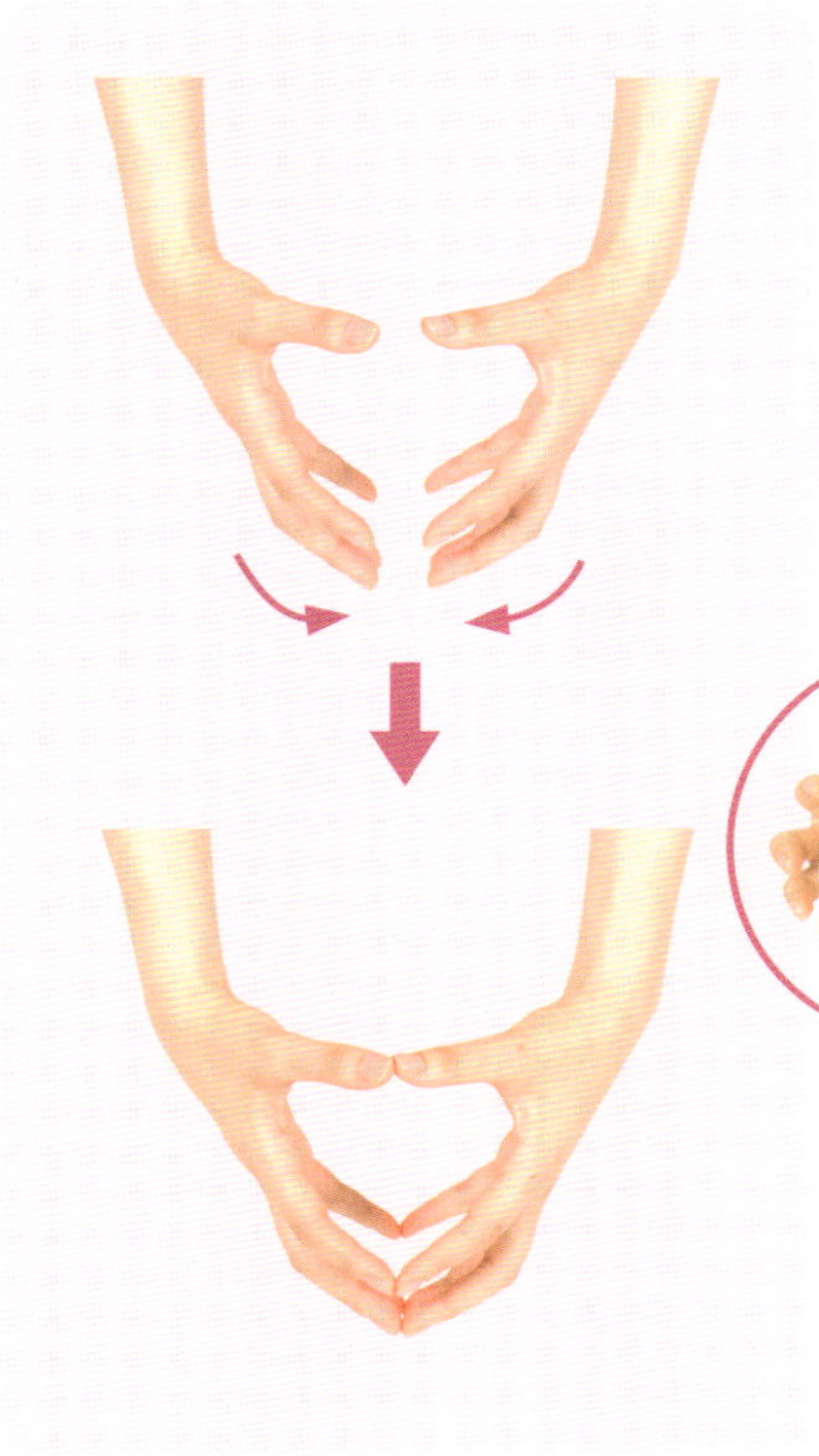

NG

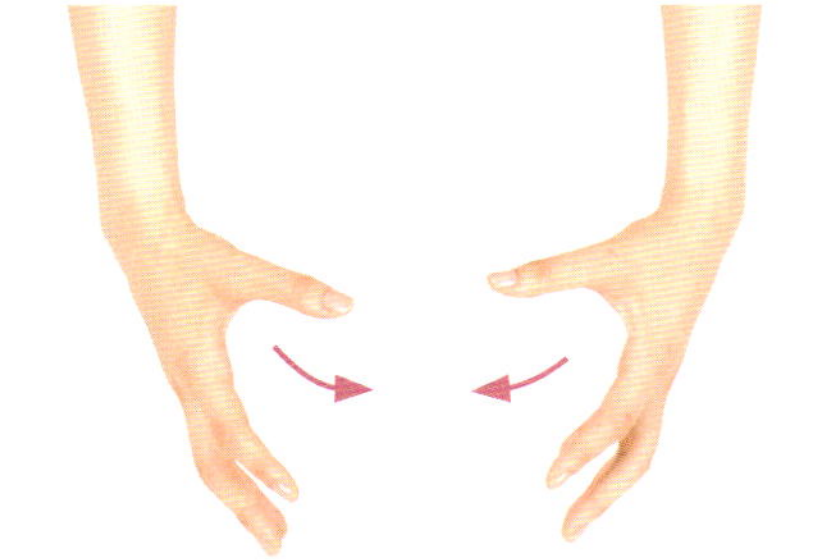

指同士を強くぶつけると、身体は背髄反射を起こし、せっかくの刺激が脳まで届きません。弱い刺激のほうが、脳が受け入れやすく、無理なく筋肉をゆるめることができます。そして血行をよくすることができます。

10秒
ストレッチ

6

手首、ひじ、腕ストレッチ

手首、ひじ、腕をゆるめて
可動域を広げます。

01

腕を前に伸ばし、両手のひらを合わせます。

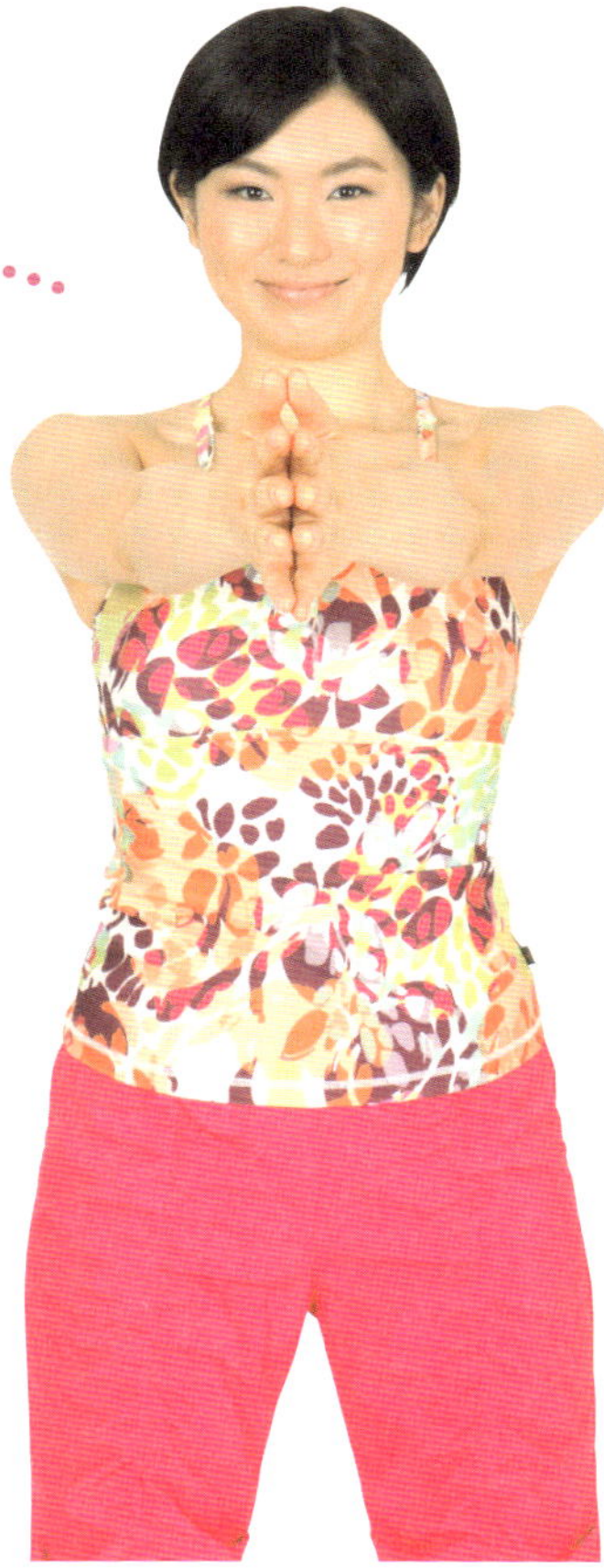

02

両手を合わせたまま、ひじを手前に引きます。

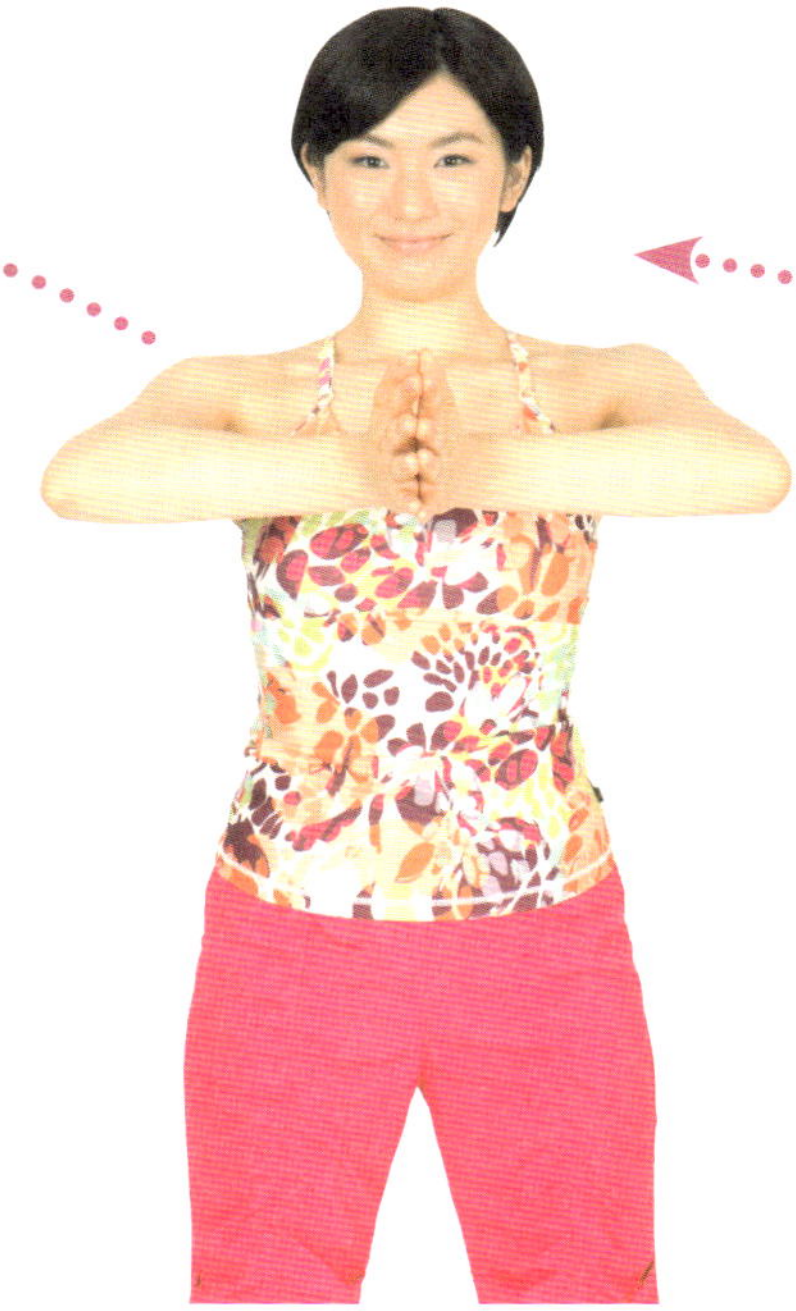

このストレッチのポイントは

腕の２本の骨を正しい位置にもどした状態で、左右の前腕の筋肉を同時に伸ばしてゆるめ、手首の骨のアーチを正します。

03

両手の指先を立てて、手首が90°になるようにします。

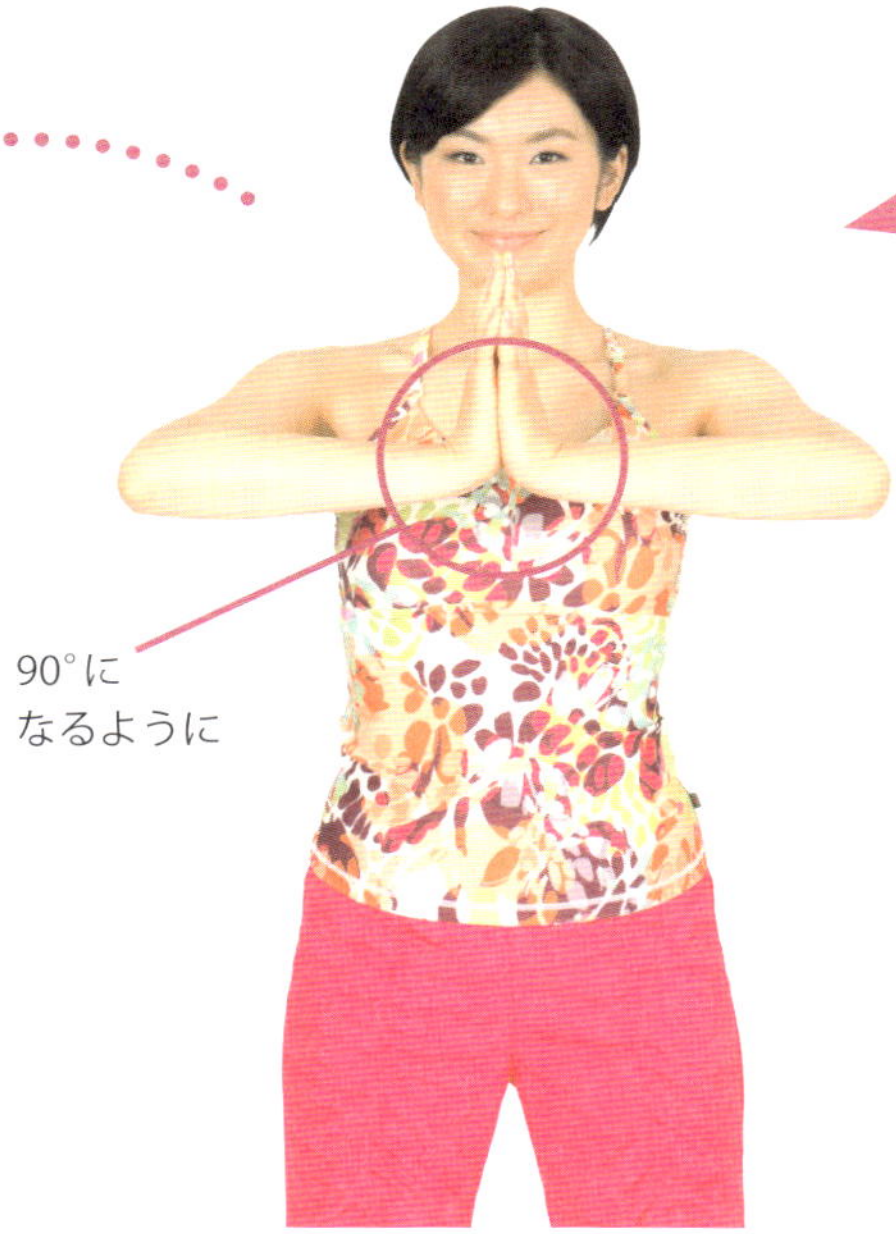

04

03の状態のまま、手を下に下げるか、ひじを上に上げます。自分が心地良いと感じる状態で10秒キープします。

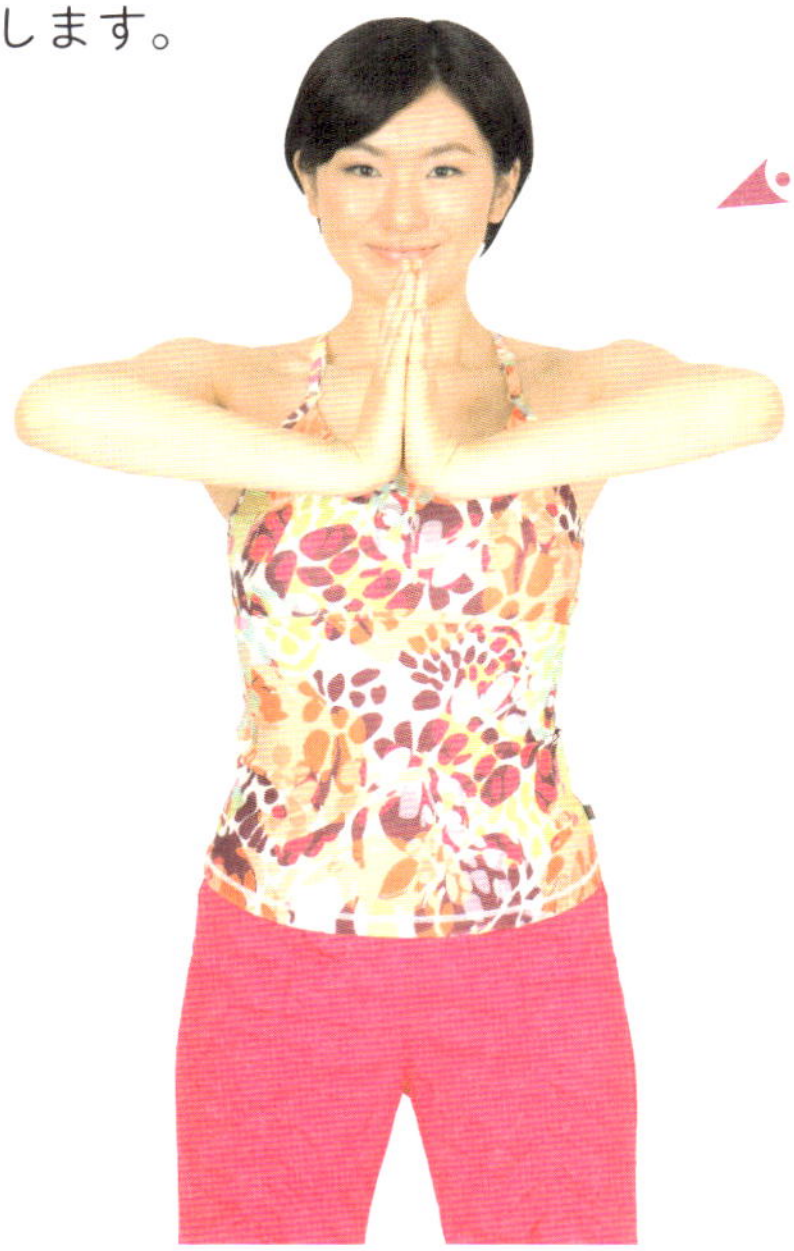

NG

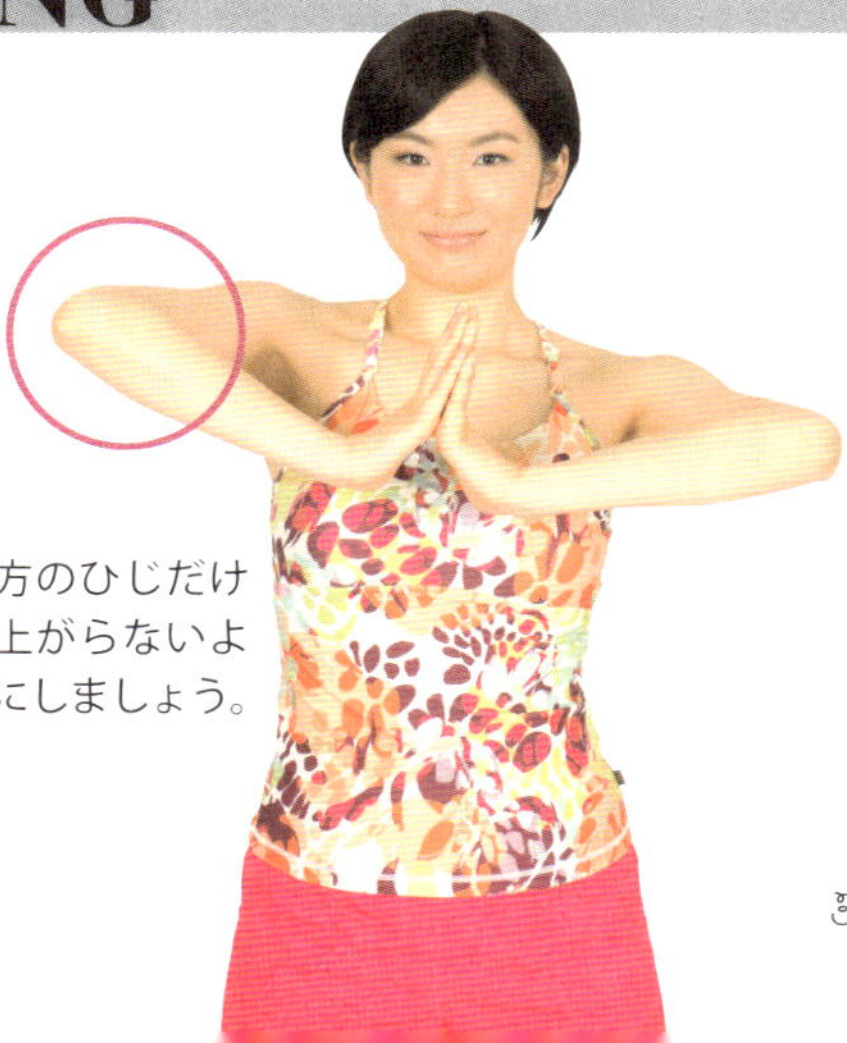

片方のひじだけが上がらないようにしましょう。

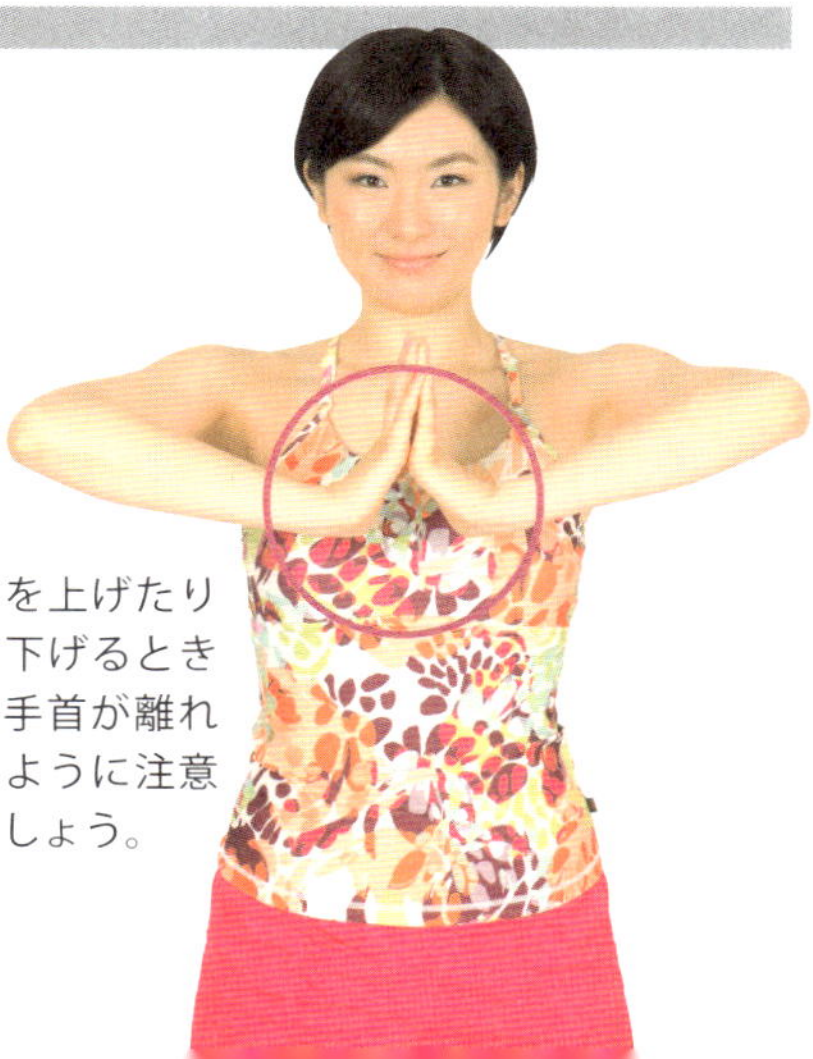

ひじを上げたり手を下げるときに、手首が離れないように注意しましょう。

10秒ストレッチ

7

指、手、腕の筋肉伸び伸びストレッチ

指、手、腕の細かな筋肉をほぐして、ゆるめることができます。

01

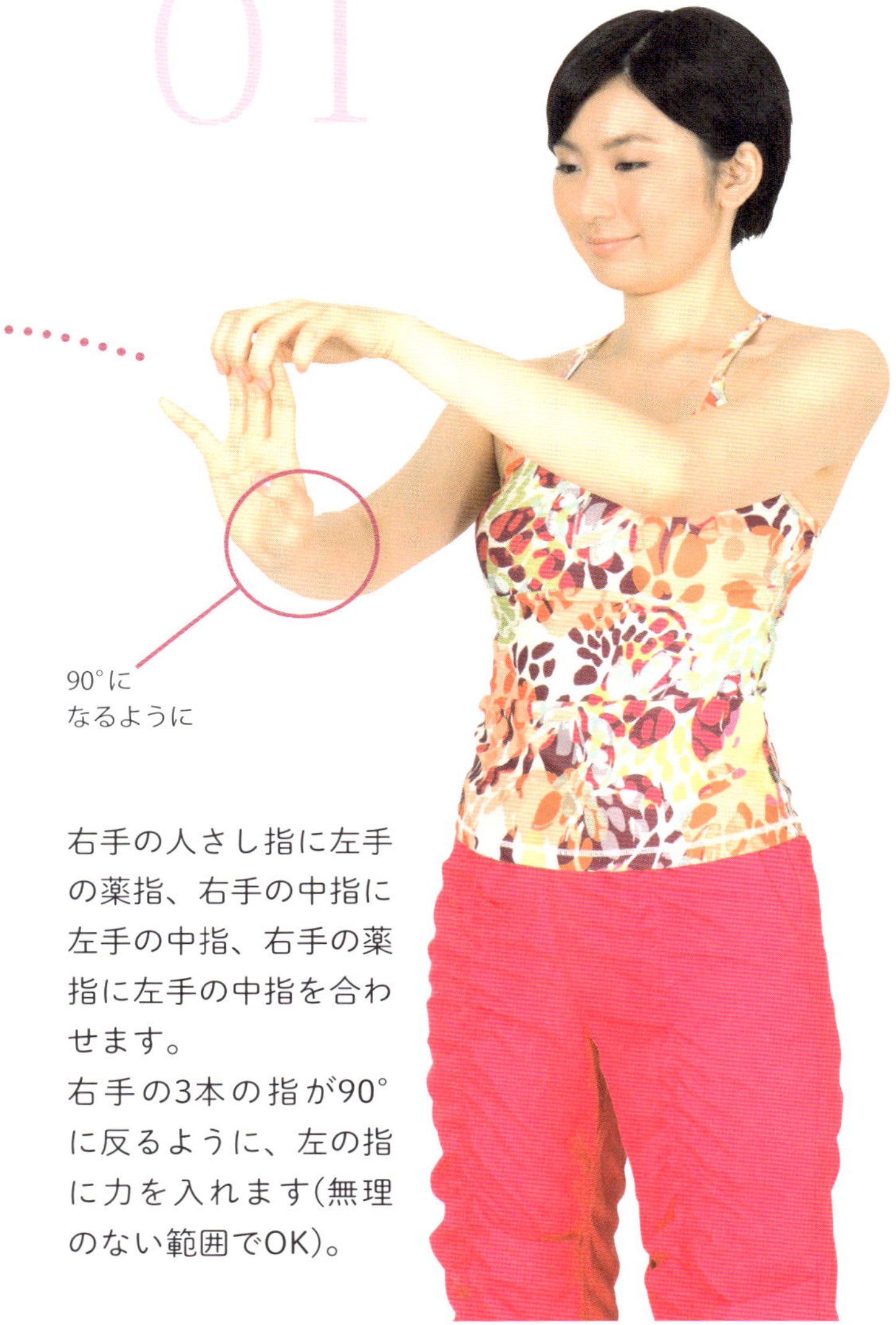

90°に
なるように

右手の人さし指に左手の薬指、右手の中指に左手の中指、右手の薬指に左手の中指を合わせます。

右手の3本の指が90°に反るように、左の指に力を入れます(無理のない範囲でOK)。

このストレッチのポイントは

手のひらの筋肉や、手首からひじ、ひじから肩関節までの骨のねじれ、そして、手首からひじまでの2本の骨の間隔や筋肉をゆるめます。

POINT

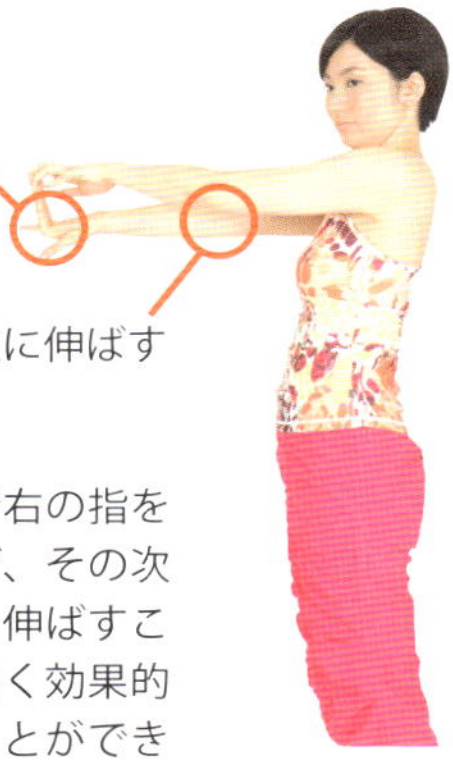

まず左の指で右の指を伸ばしてあげ、その次に右のひじを伸ばすことで、順序良く効果的にゆるめることができます。

02

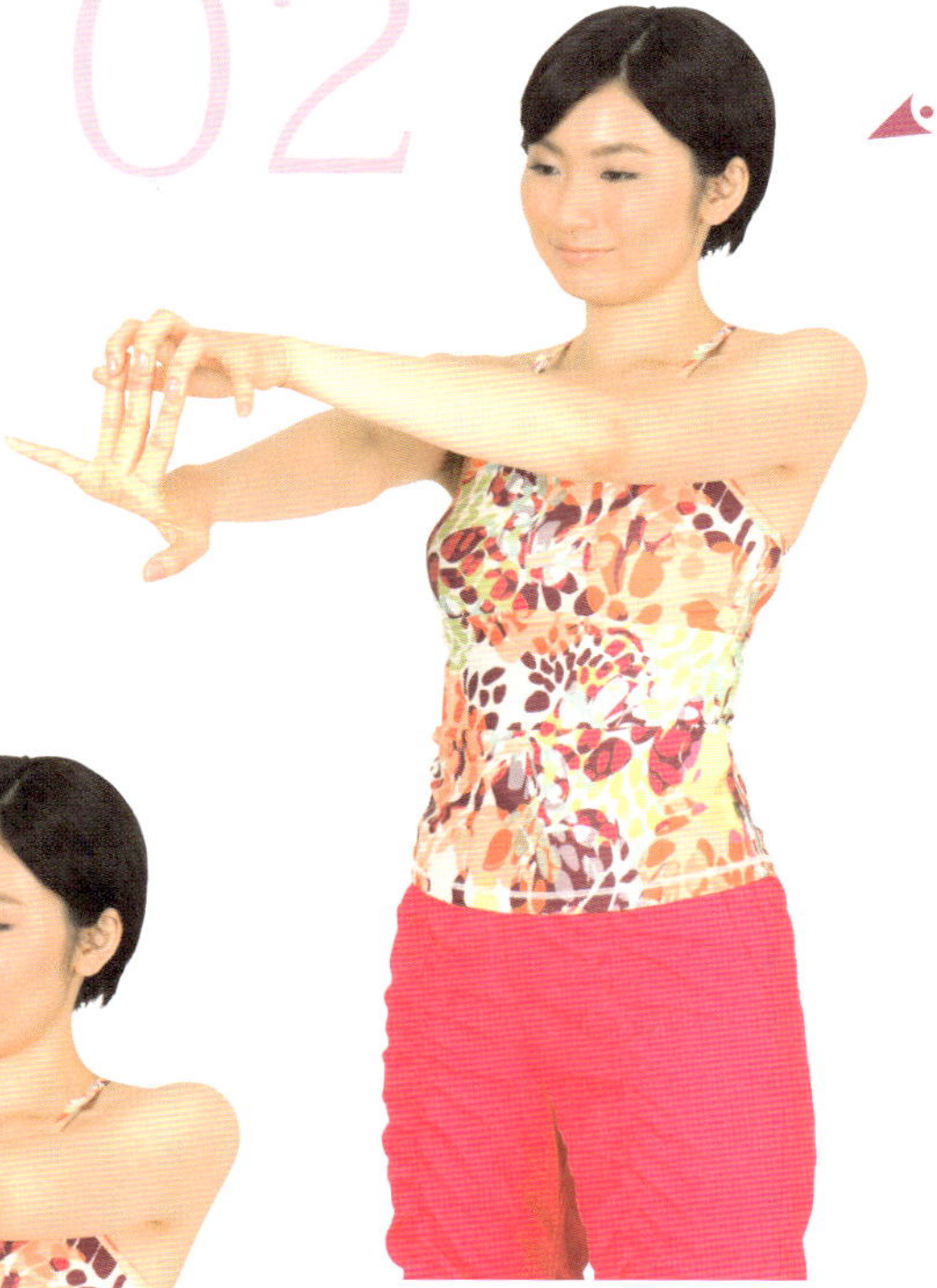

01の状態から右のひじを前へまっすぐ伸ばします。

03

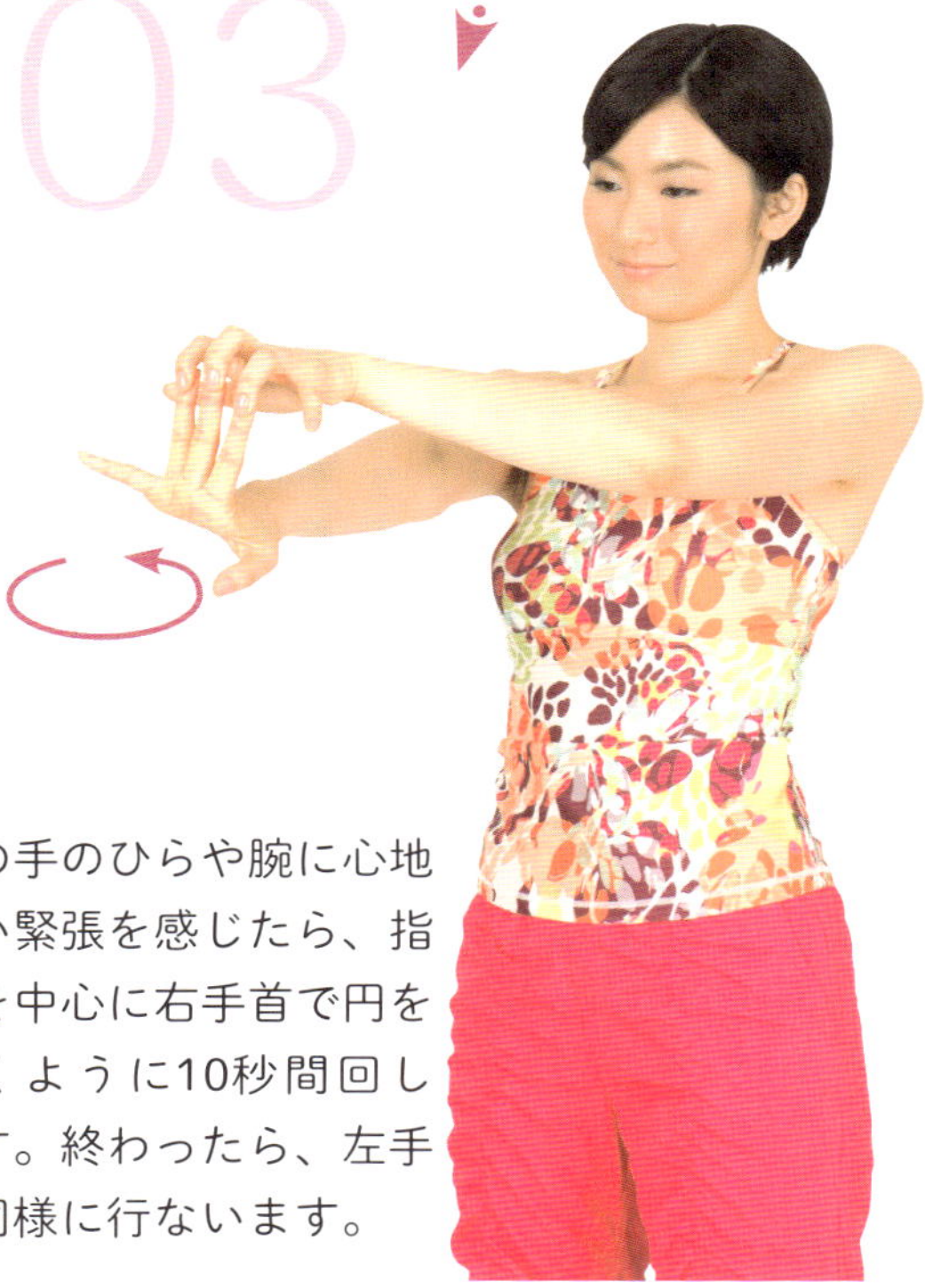

右の手のひらや腕に心地良い緊張を感じたら、指先を中心に右手首で円を描くように10秒間回します。終わったら、左手も同様に行ないます。

10秒ストレッチ

8

前腕ゆるゆるストレッチ

腕の2本の骨のねじれをもとにもどして、かたくなった筋肉もほぐします。

01

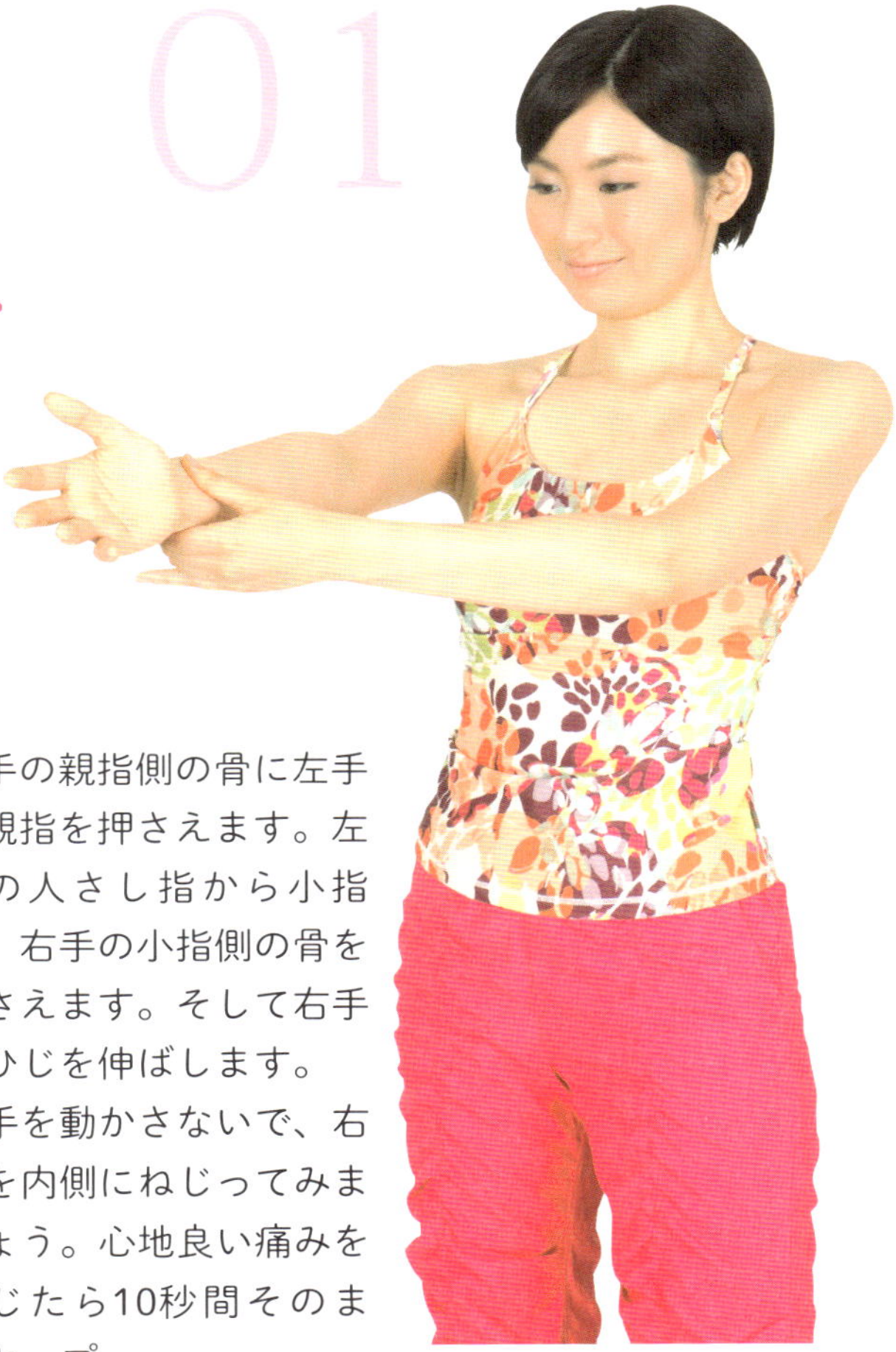

右手の親指側の骨に左手の親指を押さえます。左手の人さし指から小指は、右手の小指側の骨を押さえます。そして右手のひじを伸ばします。
左手を動かさないで、右手を内側にねじってみましょう。心地良い痛みを感じたら10秒間そのままキープ。

NG

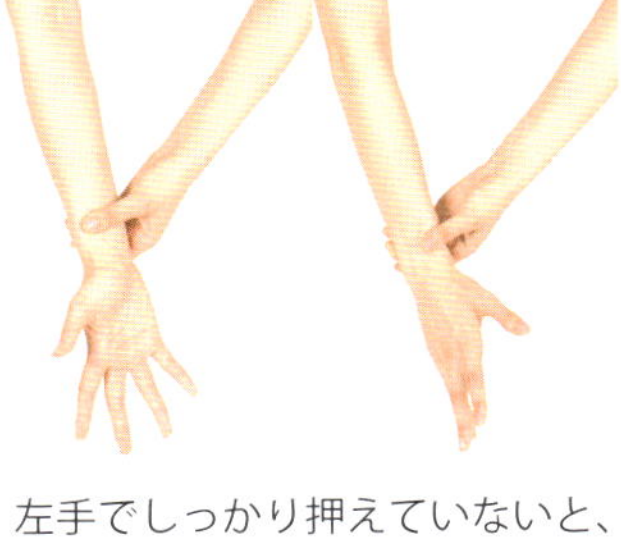

左手でしっかり押えていないと、写真のように右の手のひらが回ってしまいます。

OK

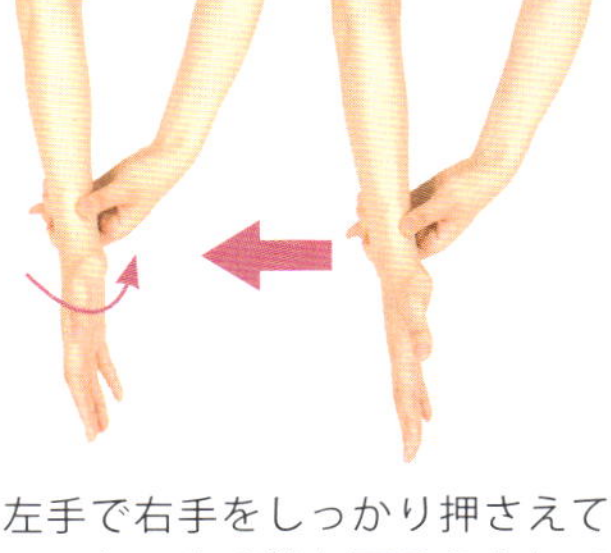

左手で右手をしっかり押さえていると、右手首を回そうとしてもあまり動きません。

02

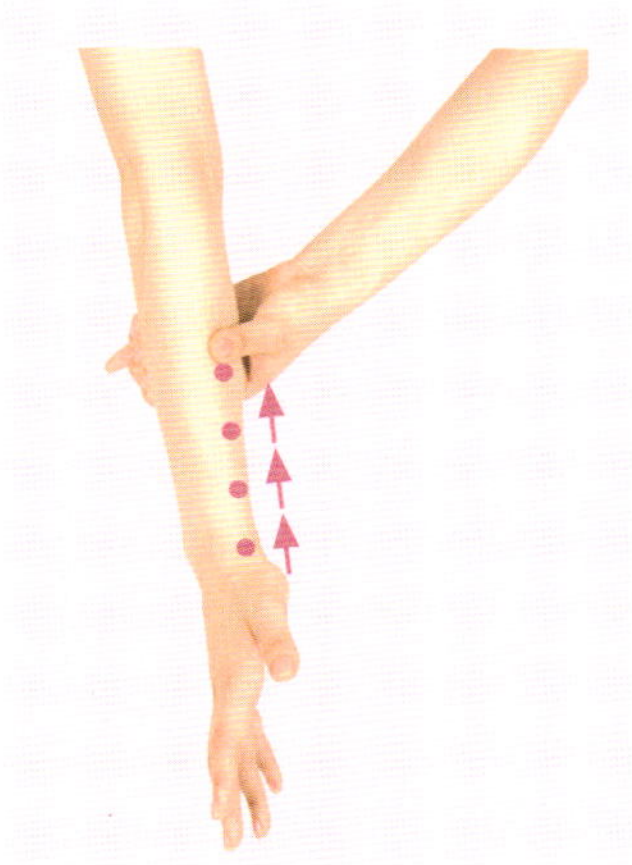

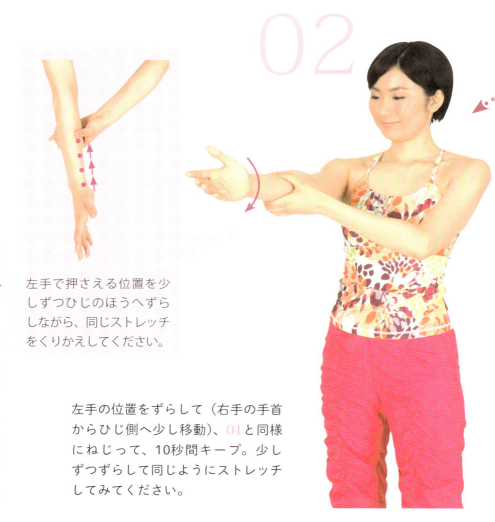

左手で押さえる位置を少しずつひじのほうへずらしながら、同じストレッチをくりかえしてください。

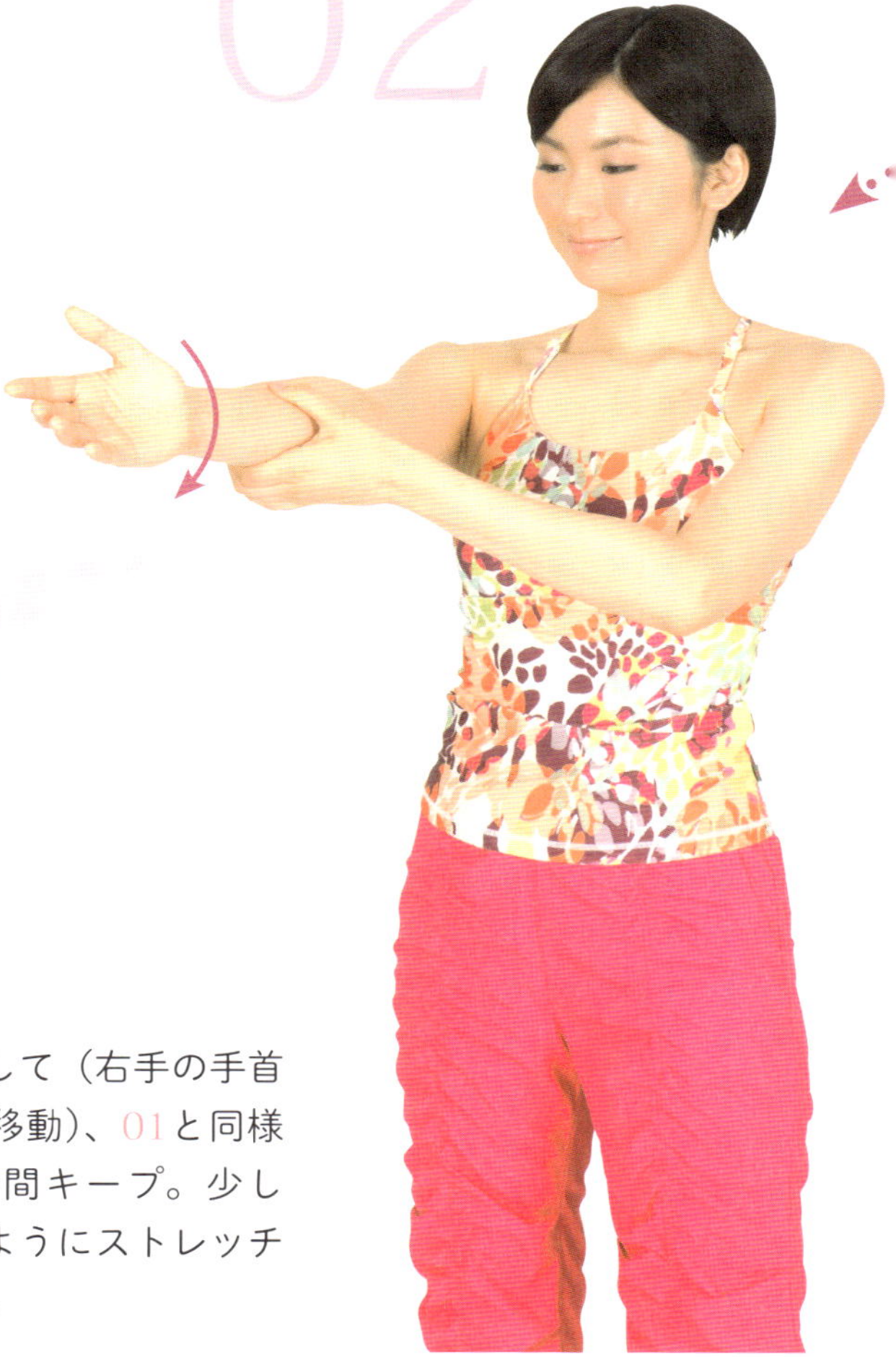

左手の位置をずらして（右手の手首からひじ側へ少し移動）、01と同様にねじって、10秒間キープ。少しずつずらして同じようにストレッチしてみてください。

このストレッチのポイントは

手首からひじまでの親指側の骨を反対側の手で押さえ、手首を内側にねじることで、親指側の骨に関係している筋肉をゆるめます。

10秒
ストレッチ

9

手首クルクルストレッチ

指の関節をゆるめて指、手の血行をよくします。

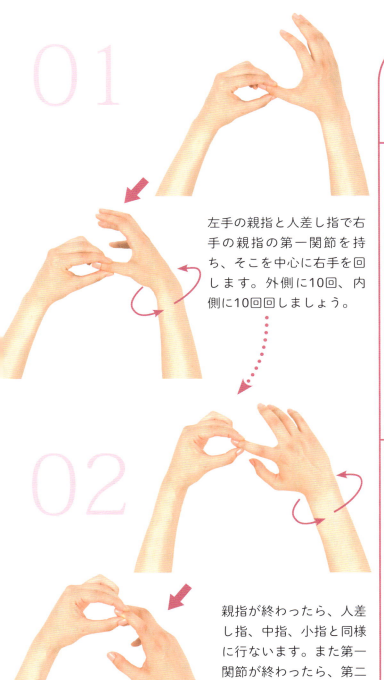

01

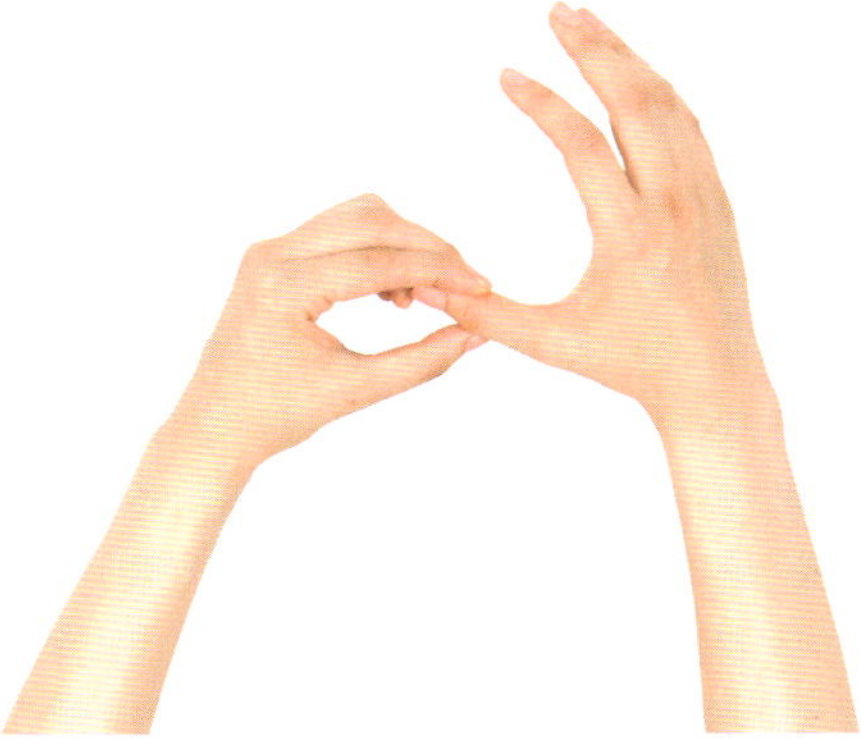

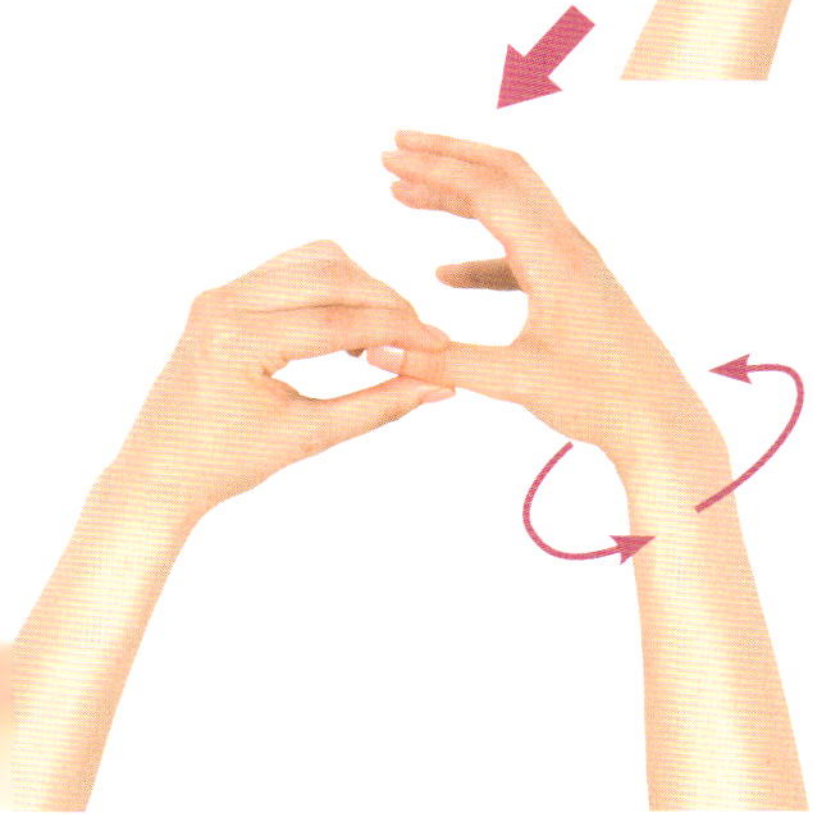

左手の親指と人差し指で右手の親指の第一関節を持ち、そこを中心に右手を回します。外側に10回、内側に10回回しましょう。

02

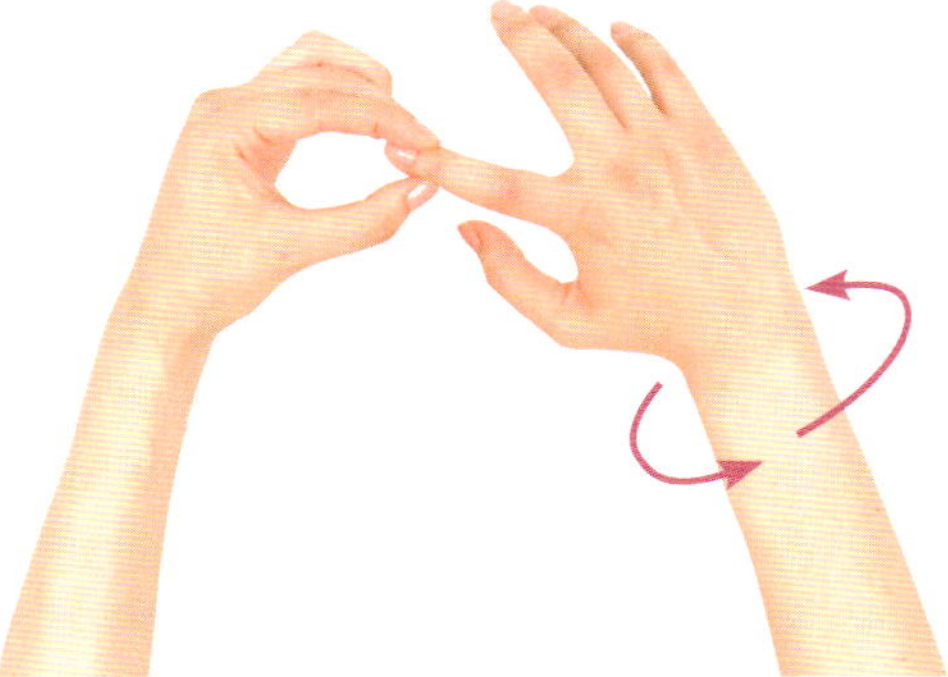

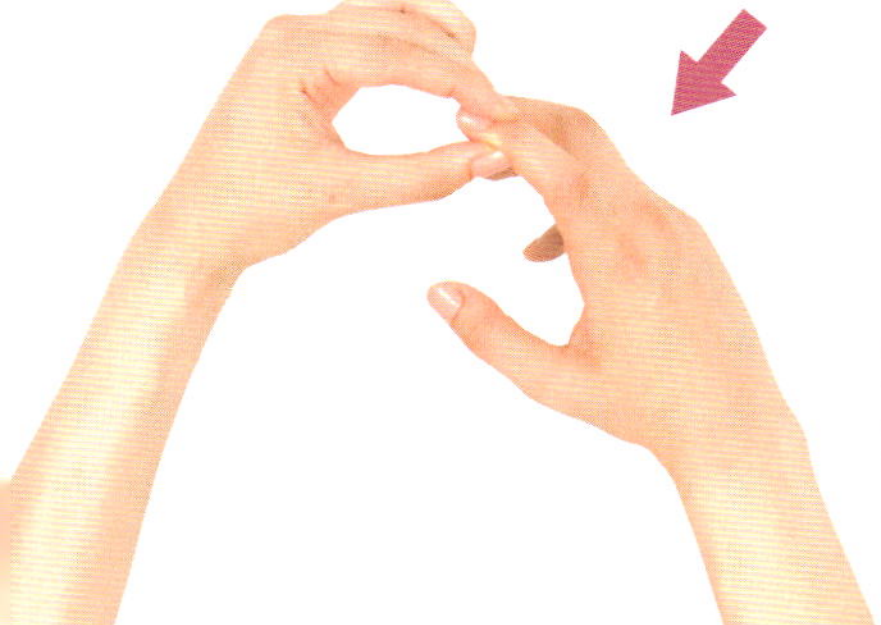

親指が終わったら、人差し指、中指、小指と同様に行ないます。また第一関節が終わったら、第二関節を持って、同様に行なってみましょう。

OK

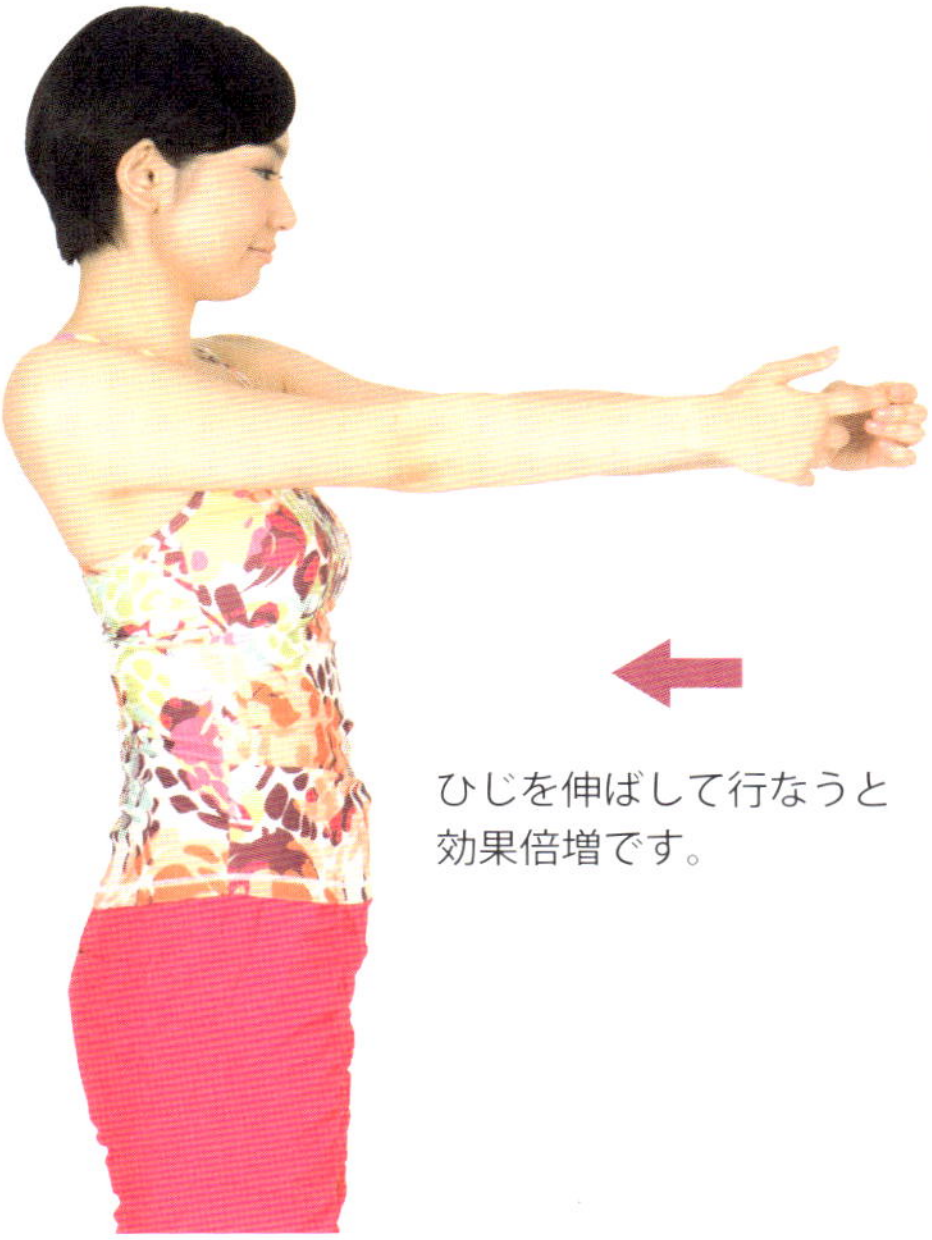

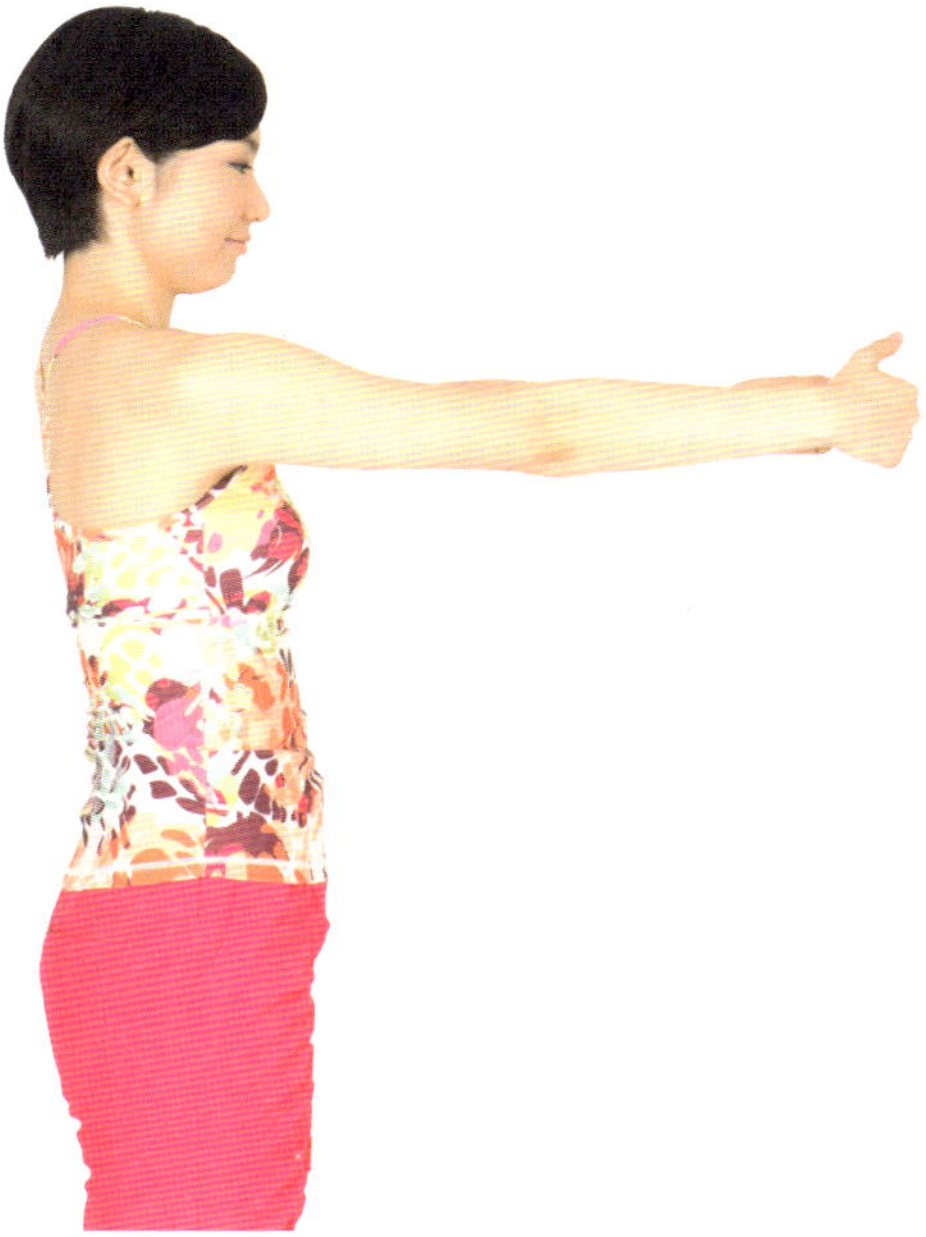

ひじを伸ばして行なうと
効果倍増です。

NG

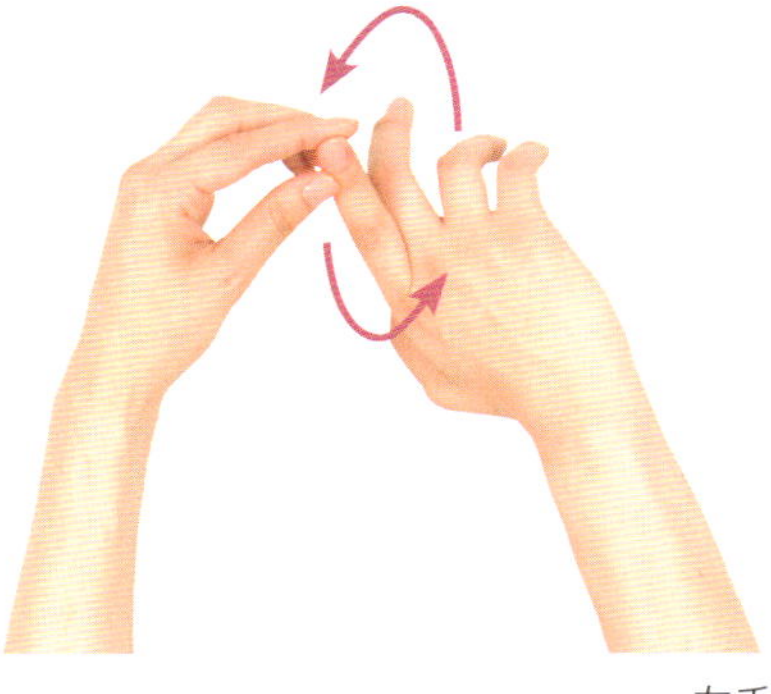

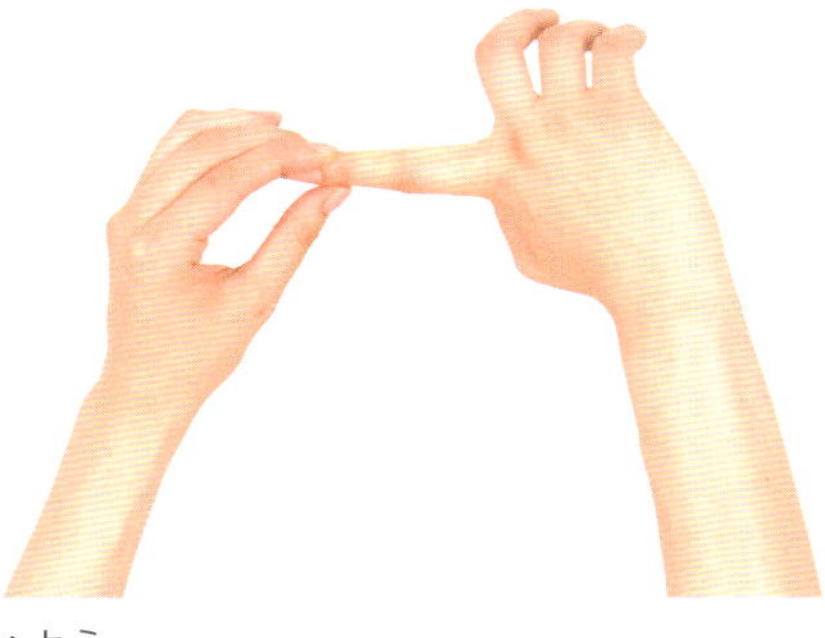

左手を動かさないよう
に注意しましょう。

このストレッチのポイントは

5本の指の関節や骨を回すことで関節を正しい位置にもどし、指の筋肉をゆるめます。

10秒
ストレッチ

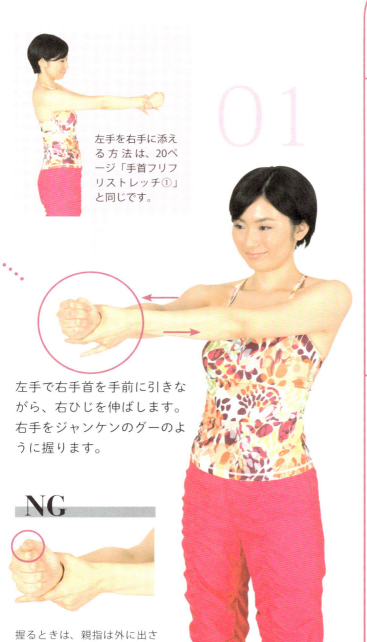

10

ジャンケン グー、パー・ストレッチ

ねじれた手首の8つの骨を正しい位置に素早くもどします(ストレッチ1の応用)。

01

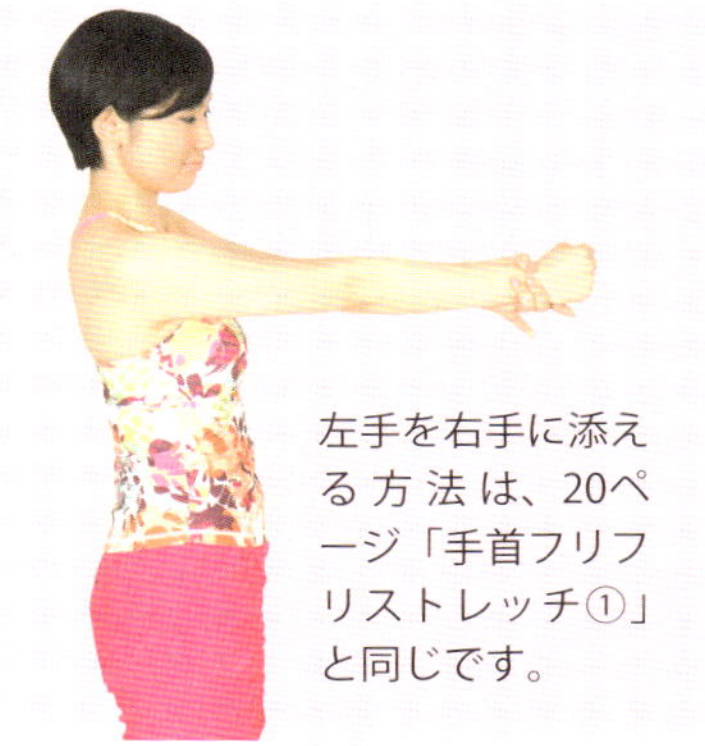

左手を右手に添える方法は、20ページ「手首フリフリストレッチ①」と同じです。

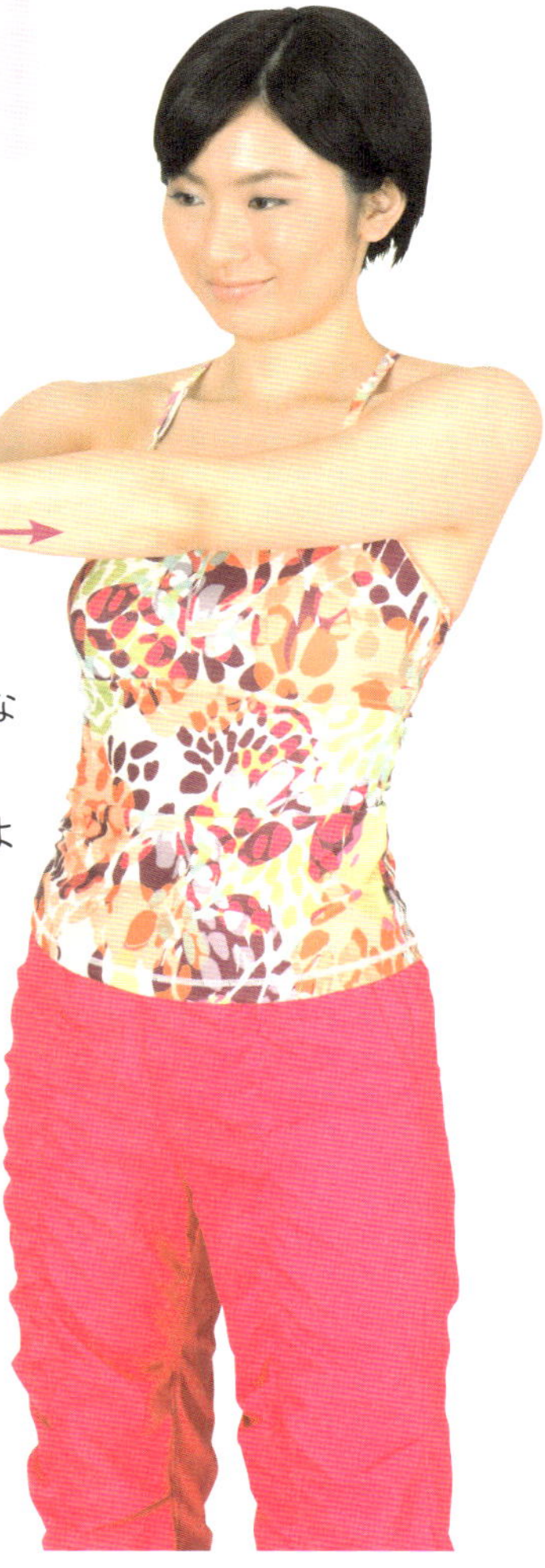

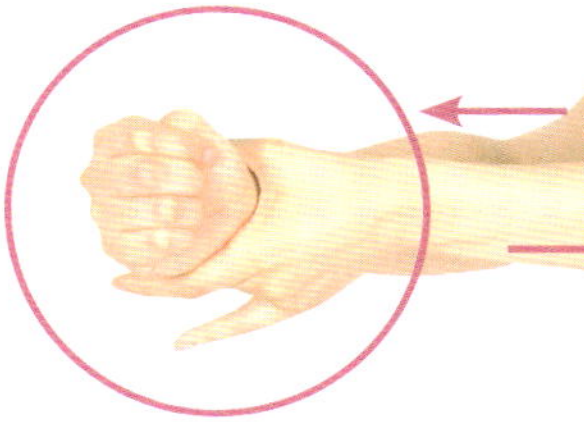

左手で右手首を手前に引きながら、右ひじを伸ばします。右手をジャンケンのグーのように握ります。

NG

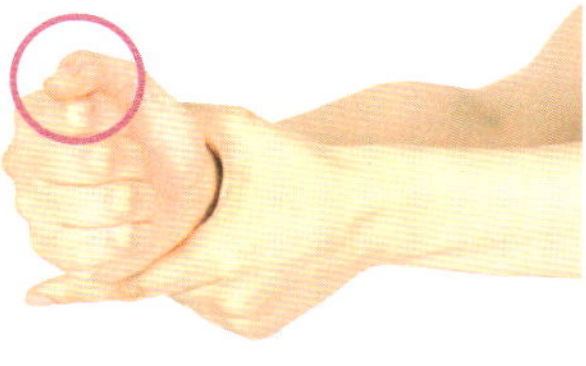

握るときは、親指は外に出さないようにしましょう。

02

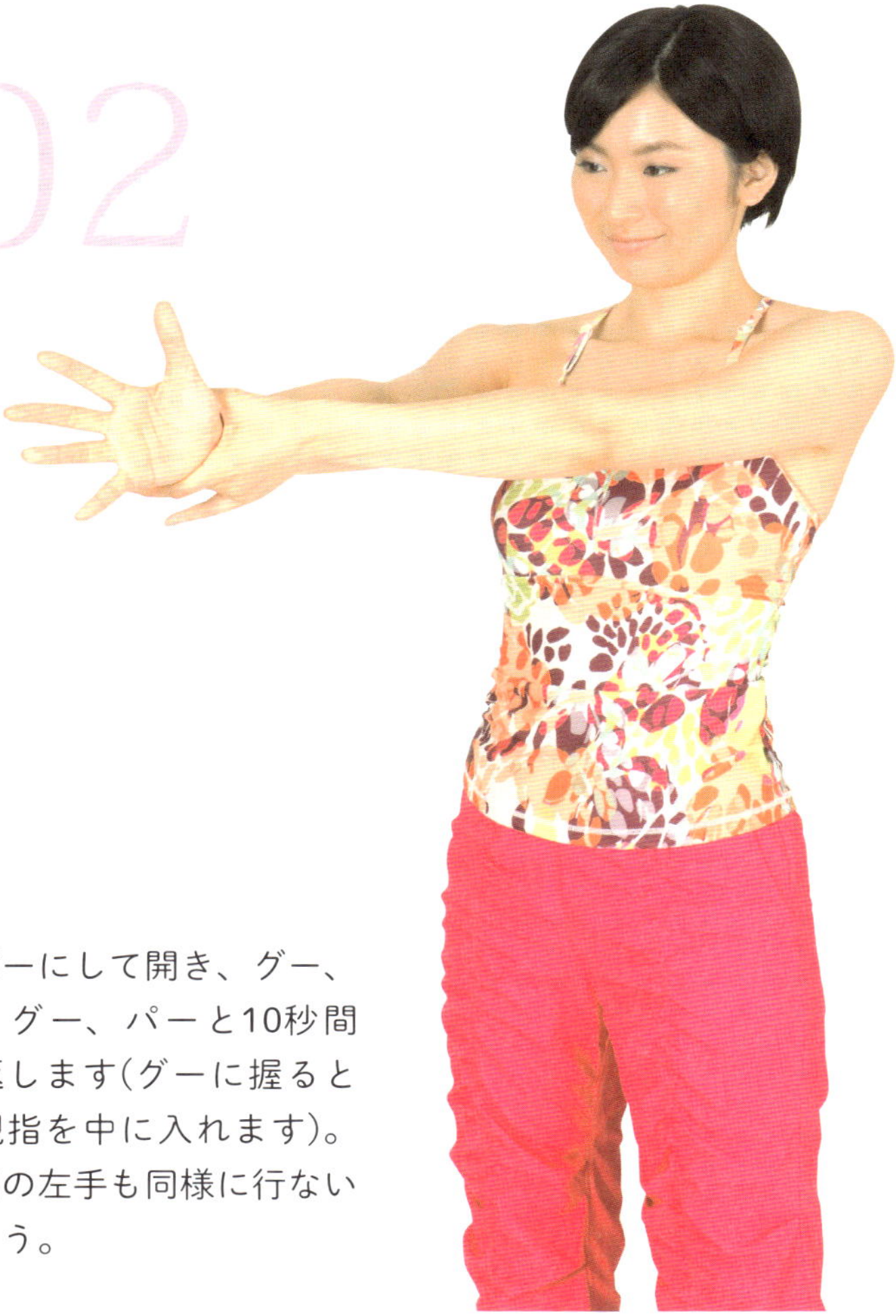

次にパーにして開き、グー、パー、グー、パーと10秒間くり返します（グーに握るときは親指を中に入れます）。反対側の左手も同様に行ないましょう。

このストレッチのポイントは

親指を上にして反対側の手で手首を押さえることで、手首の骨を正しい位置にもどします。グー、パーの動きで、手首の８個の骨を正しい位置にもどすことができます。

ストレッチを行なう際の注意点

治療院に来院され、肩こりの治療を受けたとしても、もちろんすべての人が改善されるわけではありません。

とくに強い刺激を求めていらっしゃった方や、刺激の強い治療をそれまで行なってきた方は、まず最初にお伝えしなければならないことがあります。

それは詳しくは第二章でお伝えしますが、「弱い刺激」は、

「脳まで伝わる⇒脳から筋肉をゆるませるように指令が出る⇒筋肉がゆるむ⇒肩こりが改善」

という良い結果をもたらすということです。

ところが「強い刺激」は、

「脊髄反射⇒脳に伝わらない⇒患部の筋肉の抵抗があり、筋肉が芯からゆるまない⇒さらに肩がこる」

という悪循環を引き起こしてしまうのです。

「強い刺激」は、クセになることはあっても根本的な解決策にならないことを、まず最初に認識していただく必要があります。

「強い刺激」を求めて、肩の筋肉を強くもんだり叩いたり、押したりすると、肩こりが改善されることはなく、また肩の筋肉がかたい状態にもどってしまいます。

本書で紹介しているストレッチの効果を最大限に活かすためにも、そういったクセのある方は、とにかく肩に「強い刺激」を与えないよう心がけてください。

第2章

なぜ、手首のストレッチで、肩こりが治るのか

「手首」と「肩こり」を結ぶ「因果関係」
そこには無視してはいけない「脳」がある

肩こりの原因は、「肩」ではない!?

肩こりと一言で言っても、こっている場所は、人によってさまざま。ではあなたの場合は……

肩こりの悩み。これは体験した人でないとわかりません。しかしその根本的な原因は、はたして「肩」にあるのでしょうか？

肩こりで悩む患者さんに対し、「肩」だけを治療している先生がいらっしゃいます。もちろん、私はそれを否定するつもりはありませんが、どのような治療法であれ、治療とは根本的な原因を治療すべきだと考えています。

根本的に治す方法でないと、ただ、いま現在の痛みを和らげるだけの対症療法《たいしょうりょうほう》になってしまいます。

まずは、その原因を突き止め、治療する。そうしないといつまでたっても根本的な肩こりの改善は見られません。

「治療は、気持ちがよければいい」

という患者さんも中にはいらっしゃいます。そして、

「肩を治療してほしい」

「肩をもんでほしい」

という方が実に多い。つまり肩を治療すればよくなる、肩をもめばよくなると思っている方が非常に多いのです。

しかし、肩こりと一言で言っても、こっている個所は人それぞれです。たとえば、

・首筋
・肩甲骨《けんこうこつ》の周囲
・首から背中にかけての広範囲

と、人のよって「肩」を意味する場所がまちまちであることを、まずは自覚していただかなければなりません。

肩の筋肉は種類が多く、広範囲に、しかも深く分布している

肩こりに関係した筋肉の代表は僧帽筋《そうぼうきん》
3つの部分に分けられ、広範囲に分布する大きな筋肉

まず、肩の筋肉について、お話しましょう。
肩こりと関係のある筋肉としては、僧帽筋《そうぼうきん》という筋肉がもっとも有名です。
僧帽筋は、首の付け根から胸椎の12番までについている筋肉です。
上部、中部、下部と、3つに分けられ、非常に大きな筋肉です。

僧帽筋は、層《そう》をつくっています。
というのは、僧帽筋の下には、肩甲挙筋《けんこうきょきん》、菱形筋《りょうけいきん》、棘下筋《きょくかきん》、棘上筋《きょくじょうきん》、小《しょう》円筋《えんきん》、大円筋《だいえんきん》などの筋肉があるからです。

とても広い範囲で、層をつくる筋肉がいく種類もあり、しかも深く分布しているため、一言で肩こりと言っても、その原因となっている箇所は実はさまざまなのです。

そのため、患者さんには前もって、「肩をもむ、叩く、押すという施《せ》術《じゅつ》をしても根本的にはよくなりません。肩だけをもんだり、押したり、叩いたりする施術はできません」

とお話する必要があります。

僧帽筋の図

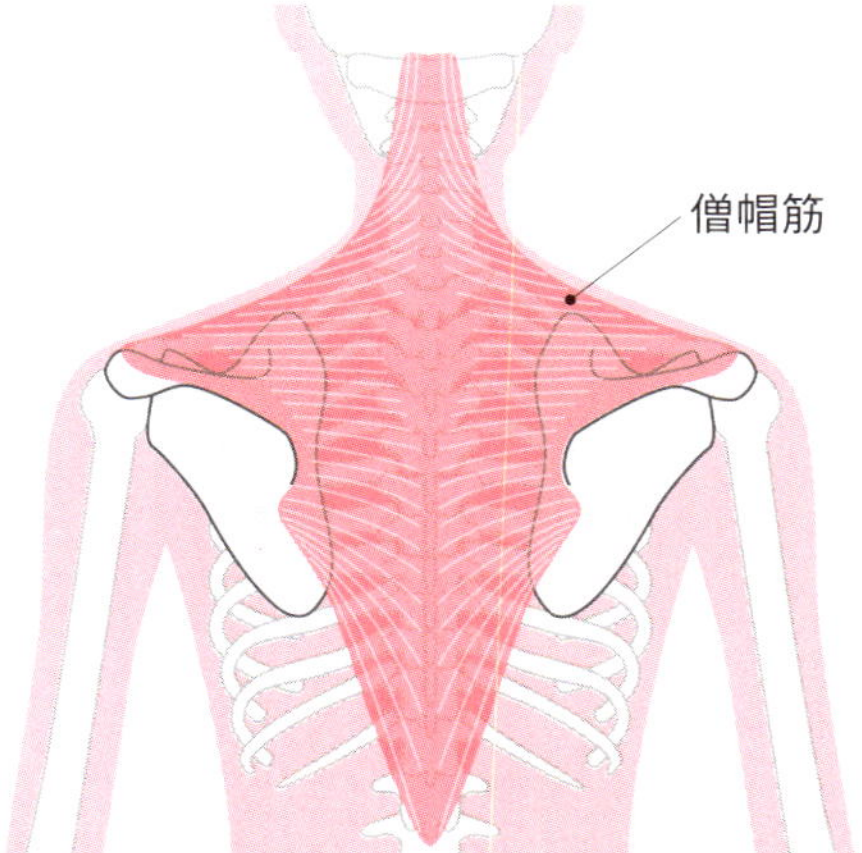

肩をもんだり、叩いたりしても、肩こりは治らない

例えば、あなたなら、スタイルをよくしたい時は体重を落とす？　それとも矯正下着を着る？

「肩をもんだり叩いても、肩こりが治るわけではない」

と言うと、中には、「どうして？」という怪《け》訝《げん》な顔をされる方もいます。

肩こりで悩んで来院される患者さんは圧倒的に女性が多いため、そこで私は次のようなたとえ話をお話しています。

「あなたは、スタイルをよく見せるために、何をすればよいと思いますか？」

女性の患者さんは、

「ダイエットをして体重を落とします」

とか、

「矯正下着をつけます」

と言う方がほとんどです。そこで私はさらに質問します。

「矯正下着は着心地がよく、着けていても違和感がありません。ところが、矯正下着を脱いだらどうでしょうか。スタイルは、矯正下着を着けていた時と同じでしょうか？」

ほとんどの方は、

「長く着けていればスタイルは変わるかもしれませんが、すぐには無理だと思います」

と答えます。

「では根本的にスタイルをよくするには、どうしたらいいでしょう？」

「体重（余分な脂肪）を落とすことではないでしょうか」

多くの方は減量（余分な脂肪を落とす）という重要なポイントに気づいています。

矯正下着をいくら身につけても、皆さんご存知のように、体重（余分な脂肪）が減少できるわけではありません。

私の施術メソッドは、肩こりを改善する「根本的な療法」

肩こりの根本的原因は肩ではなく、手首にある！

前ページの続きですが、スタイルをよくするには、ダイエットすることがもっとも適切な方法です。

しかし厳密に言えば、それは体重を落とすことではなく、余分な脂肪を落とすことです。気になるのは、特にお腹まわり。そして、そこにあるのは筋肉ではなく余分な脂肪です。脂肪を落とすことが、根本的な解決策です。

矯正下着は、身に着ければ見た目のスタイルは変わりますが、脱げば元通り。根本的な問題解決にはなりません。

肩こりの治療も、これとまったく同じ理屈です。
根本的な原因を改善しない限りよくはなりません。そして、肩こりの根本的原因とは、
肩ではなく、手首にある
と考えるのが、私の施術メソッドなのです。
肩こりの問題は、手首にあると考えます。
もっと具体的に言えば、
手首の骨のずれ
です。
手首の骨のずれを正常にもどし、調整することで、肩こりを改善する
というのが、私の施術メソッドの根幹なのです。
なぜ、手首なのか、手首の骨を調整することでなぜ肩こりが改善するのか、その理由を説明しましょう。

肩こりの人には、手首の骨がずれている人が多い

患者さんに多い「手首の骨のずれ」ずれを調整すると、肩こりは改善される

開業当初、実は私自身も、肩こりの施術は肩を中心に行なっていました。ところが、思うような結果が、一向に出ませんでした。

よくなる人はいるのですが、よくならない人もいるのです。「なぜだ……」と自問自答を繰り返し、それからは試行錯誤の連続。大いに悩む時期が続きました。いろいろな原因を考え、思いつく限りのことはすべて実行して、それでもまだ結果が出ないので、次の新しい原因を考える。そんな繰り返しの日々を送ったものです。

さまざまな治療法も勉強し、いろいろなセミナーに出席して、教材を買って勉

強もしました。毎日がトライアンドエラーの連続でした。

そんなある時、私はあることに気づいたのです。それは、肩こりの患者さんには、手首の骨がずれている人が多い

これは一種のひらめき、天啓とも言えるものです。

「もしかしたら……」

と思った私は早速、患者さんの手首の骨のずれを調整してみたのです。すると、驚いたことに、肩こりが改善されたのです。

「肩こりの根本原因は、手首ではないか！」

私はその時、肩こりの根本療法への道筋を発見した思いでした。

とともに、開業以来行なってきた施術は、根本療法ではなく対処療法だったことに、ようやく気づいたのです。

肩こりの原因は、手首のずれにあった！

本書で紹介した10のストレッチで手首の骨のずれを調整、肩こりを治す

私の整体院では、手首の施術を行ないつつ、患者さん自身には、私が考案した「手首のストレッチ」を教えて、自ら実践してもらっています。

本書でご紹介したストレッチは、その代表的な10のパターンです。

この「手首のストレッチ」は、例えばラジオ体操を行なうような感覚で、気軽にしてもらうことが理想的です。

また、ラジオ体操は1日行なったからといって、体調に劇的な変化があらわれるわけではありません。毎日の積み重ねが大切ですね。「手首のストレッチ」による肩こりの改善も、根本的に治すには、毎日毎日、ストレッチを行なう積み重

ねが重要です。

以上のように肩こりの原因は、

手首のねじれ、ずれにある

ことが多いのです。

しかし、そのことを患者さんに説明すると、違和感を感じる方も少なからずいらっしゃいます。そういう方は、とにかく「こっている肩をもんでほしい、叩いてほしい」と願う人がほとんどです。

ですが、もっとも大切なことは、

根本的な原因を見つけて、根本的な施術をすること

です。

つまり、根本療法とは、

その原因を突き止め、施術して改善に導くこと

であるべきだと考えます。そこに重点を置かなくてはなりません。

肩こりを治すには、肩をもんではいけない

肩をもんだり、叩いたりすると身体にさらにストレスを与えることになる

肩がこると、ついつい肩をもみたくなるものです。

それは習慣であり、本能とも言えるでしょう。

肩がこる　↓　肩をもみたい（もんでほしい）

と条件反射的に思う人がほとんどです。しかし本当にもむことで改善されるのでしょうか。「肩こりの原因には、ストレスもある」とよく言われていますが、

ストレスとは、おおざっぱに分けて、

・精神的なストレス
・肉体的ストレス
・筋肉的ストレス

という3種類に分けられます。ここで問題なのは、筋肉的ストレスです。

そもそもストレスとは、

「何らかの不快な刺激によって、生体に生じる反応」

であり、いちがいにストレスが悪者だとは言い切れません。むしろ適度なストレスは、生きて行く上での必要不可欠な場合もあります。

ストレス反応とは、ストレス状態から、そうではない状態に回復する際に生じる反応のことですが、一番の問題は、過剰なストレスが生体のバランスをそこなわせ、さまざまなストレス反応を生じさせてしまうことです。

実は、肩こりを治すために肩を強くもんだり、叩いたりすると、それが身体にはストレスにつながることがあるのです。先にあげたストレスの一種、「筋肉的ストレス」が、実はこれに該当します。

気をつけたい「筋肉的ストレス」

肩がこるのは、緊張で筋肉がかたくなったため もんだり、叩くと、さらに強い緊張を与えてしまう

肩こりの場合、3種類あるストレスのうち、特に「筋肉的ストレス」に注意しなければなりません。

実際、かたくなった肩の筋肉は、もむことでやわらかくなるでしょうか？　かたくなってしまった筋肉は、脳の一種の防衛反応とも言えます。

そう考えると、肩の筋肉がかたくなり、肩こりが生じていることには、きちんとした原因があるはずです。その原因を調べようとしないで、根本的解決はできませんし、改善できません。

人は、例えば危機的状況に陥った時、本能的に身構えます。安全を確保するために全身をかたくします。その結果、筋肉がこわばってかたくなります。

ということは、かたくなった筋肉をもんだり、たたいたりして、さらに強い刺激を与えることは、いいことかどうか……。私はそこが問題だと考えています。

こわばってこっている肩の筋肉に、さらに強い刺激を加えることは、筋肉自体にとって決していいことではないはずです。

ですから、

肩こり＝肩をもむ

とただ単純に考えるのは、間違いがあります。

肉料理をつくる時、調理前に肉を叩いたりします。肉の繊維を壊し過ぎないよう、軽く叩くぶんにはいいですが、強く叩けば肉の繊維が壊れ過ぎて肉がぐちゃぐちゃになってしまいます。

肩こりの場合も、同じ理屈が言えるのではないでしょうか。

マッサージの回数が増えてしまうのは、悪化している証拠ではないか

1か月に1回の通院が、半月に1回、1週間に1回となり、やがて「もまないではいられなくなる」

肩をもみ過ぎ、叩き過ぎ、押し過ぎると、筋肉を過度に刺激して、筋肉繊維が切れてぐちゃぐちゃの状態にしてしまう可能性が考えられます。

はたして、これは私たちの身体にとっていいことかどうか…。

よくないことは明らかです。

ですから、肩をもむ人も、もまれる人も、もむ力に強さを求め過ぎてはいけません。強くすればするほど、次第にエスカレートして、必ずよりいっそうの強い刺激を求めるようになってしまいます。

私の患者さんの中で、Y・Aさん（38歳、女性　事務職）という方は、ひどい肩こりのため、1か月に一度、地元の治療院にマッサージのため通っていたそうです。

しかし、1か月に1回がやがて半月に1回、1週間に1回となって、だんだん回数が増え、しまいには、**もまないではいられない状態になってしまった**のです。

この状態は、客観的に考えれば、

マッサージで筋肉がやわらかくなっていれば、マッサージを受ける回数も期間も、次第に間隔が開いてくるはず

なのですが、実際はまったく逆だったのです。

Aさんは肩をもむ回数がどんどん増えてしまい、どんどん強さを求めてしまいました。つまりこれは、

症状はより悪くなっている

ことに他なりません。

肩の筋肉は、さらにダメージを受け続けているのです。

もまれて「痛い」と思うのは、筋肉が緊張しているから

痛い時は交感神経《こうかんしんけい》が、痛みからは解放されると副交感神経《ふくこうかんしんけい》が働く

肩を強くもまれたり、叩かれて「こっていた肩がすっきりした」という人は多いです。

またはもまれて、叩かれ、押されて、多少痛くても我慢をしているとやがて肩が軽くなる、という人も多いです。

しかし「痛い」ということは、２つの自律神経（交感神経、副交感神経）のうち、緊張する時に働く交感神経が働いている証拠です。

ということは、その時、肩の筋肉は緊張しているのです。

そして痛みから解放されると、今度はリラックスする時に働く副交感神経が働

いて、楽になったと感じるようになります。

Y・Aさんの肩を調べてみると、筋肉はとてもかたく、手首やひじの関節、肩《かた》関節《かんせつ》や肩甲骨、頸椎《けいつい》、胸椎《きょうつい》の骨は、動かすとガチガチとしたかたい状態でした。

関節自体もかたい状態で、特に手首に関しては、8個の骨のそれぞれの間隔が狭くなり、骨と骨同士がくっついているような状態でした。

Y・Aさんに対して、私は肩に触れずに、手首を中心に施術しました。

Aさんはいろいろな治療院に通ったそうですが、肩こりで手首の施術を受けたのははじめてだったそうです。

しかし肩こりは見事になくなりました。

Aさんは非常に驚いていました。

肩の筋肉、首回りの筋肉、あるいは背中の筋肉に着目して、手首をはじめとした関節の状態を正常にする

それによって身体全体のバランスをよくすると、嘘のように肩こりは改善してしまうのです。これが根本療法の方法です。

要注意！肩を強く刺激していると、クセになる

強くもんで、一時的に肩が楽になるとその快感がクセになって、止められなくなる

人間は恒常性《こうじょうせい》のある生き物です。

はじめてのマラソンで長い距離を走る時は、とてもきつく感じます。しかし、1週間も続けると、初日と同じスピードや距離であるならば、辛さがだんだんやわらいできて、苦しく感じなくなってきます。

それは身体が次第に慣れるからであり、その慣れが恒常性《こうじょうせい》です。

この恒常性を支配しているのが、脳の間脳視床下部《かんのうししょうかぶ》です。

人間は貪欲のためか、何事においても常に強い刺激を求める傾向があります。

より強い刺激を求めることが、目的になってくるのです。

私の整体院で肩こりの施術を受けた人すべてが、改善されるわけではありませんが、しかし改善される人は圧倒的に多いです。その中で、より強い刺激を求めてきた人たちは、やはり改善の確率が下がっています。

どんなに私が説明しても、強い刺激を求めている人は、強くもんだり、叩いたりする治療法にこだわり続けて、それに頼ってしまいます。結局、いつまでたっても改善されずに、肩の筋肉がかたいままです。

せっかく貴重な時間とお金を使って来院していただいても、患者さんが求めているものと、私が施術として提供できるものが違うため、よい結果が出ません。

その理由の一つは、

肩を強くもむと、クセになる

からです。一度クセがつくと、強くもんで爽快になった感覚が忘れられません。繰り返しその一時的な快感を求めるようになります。クセになると、止めることが難しくなるのです。

注意！　肩こりは、肩甲骨《けんこうこつ》が原因の場合もある

肩甲骨の筋肉が疲れて、くたびれてくると肩こりが起こる

自分の腕を、一度、上に上げてみてください。

腕を上げると、肩関節《かたかんせつ》の運動だけでなく、肩甲骨《けんこうこつ》そのものも運動するのを感じるはずです。

肩甲骨は、背中の筋肉にぶら下がっています。

そのため、肩甲骨の筋肉が疲労して、くたびれてくると、肩こりという症状が起こりやすくなります。

まず、肩甲骨がどういう骨か、見てみましょう。

胸の骨格を胸郭《きょうかく》（12対の肋骨、12個の胸椎、胸骨）といいます。

　胸郭と肩甲骨をつないでいるのは、たった1本の鎖骨《さこつ》です。
鎖骨の内側の端《はし》は、胸郭の前面との間に関節をつくっています（胸鎖関節《きょうさかんせつ》）。
また、鎖骨の外側の端は、肩甲骨の肩峰《けんぽう》の靭帯《じんたい》につながっています。
　ここだけが、胸郭と肩甲骨の間のつながりになっているのです（肩鎖関節《けんさかんせつ》）。

胸郭、鎖骨、肩甲骨の図

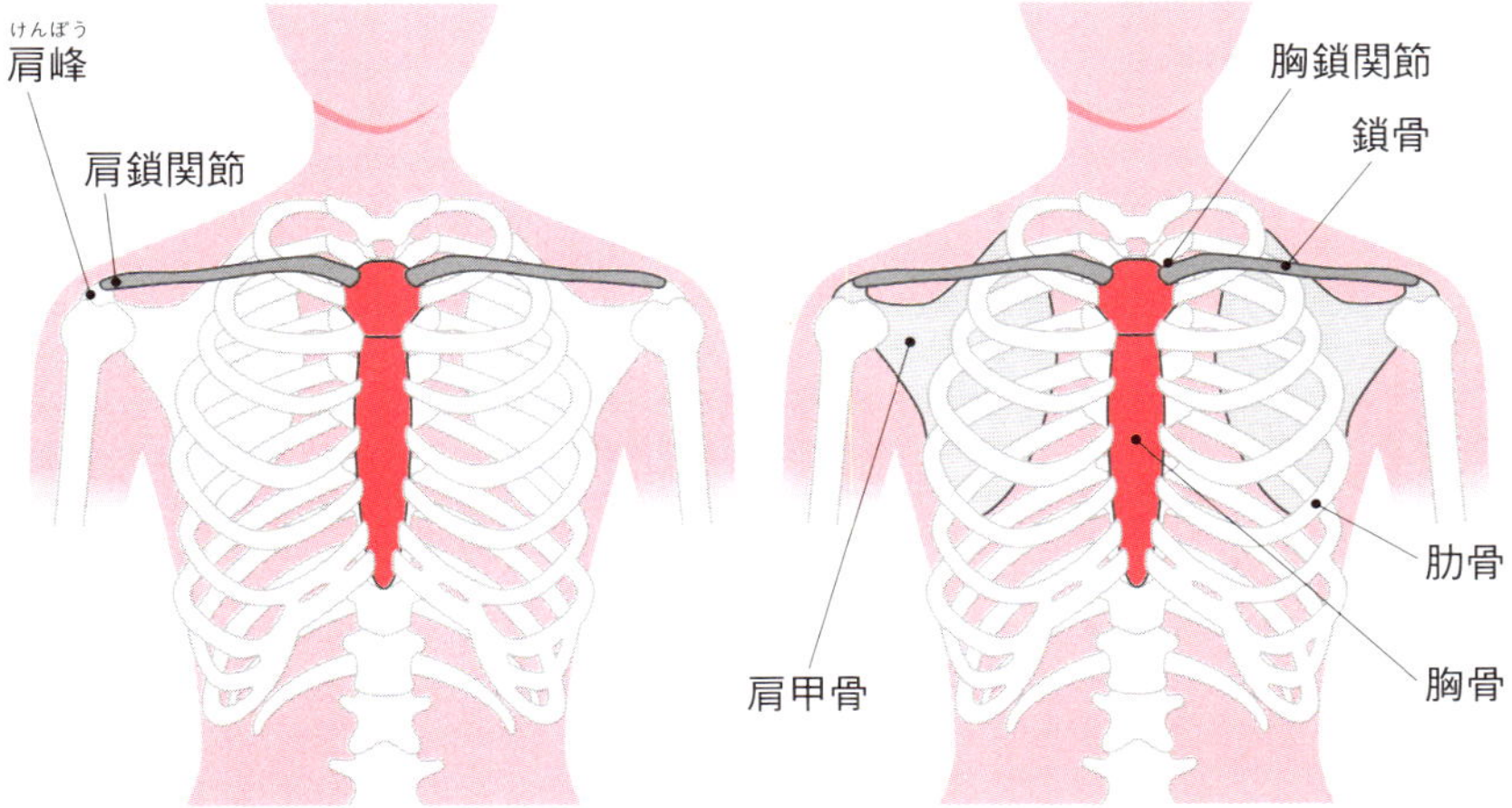

人体（正面）

肩甲骨の特徴は、「よく動くこと」

しかし、よく動くのは、胸の骨格とのつながりが弱いためでもある

肩甲骨とは、

鎖骨の内側の端を中心に、上下、左右、回旋《かいせん》とかなり自由に動くことができる骨

です。例えば、肩甲骨が動かないように固定すると、上腕（肩からひじまで部分）の動きはかなり狭くなってしまいます。

そして、上腕を横に上げようとしても、水平よりやや下あたりまでしか、上げることができません。それ以上動かそうとすると、どうしても肩甲骨の動きが加わらなければならないのです。

試しに、右肩の背中側を左手で押さえ、右の上腕を動かしてみてください。肩甲骨が動くのがわかるはずです。

肩甲骨はとてもよく動く骨だということが、わかると思います。

腕を上に高く上げてみると、肩甲骨も上に回転して、肩関節が持ち上がります。ボクシングのパンチのように腕を前に突き出すと、肩甲骨も前に回転して、肩関節が少し前に動きます。肩甲骨がよく動くのは、胸の骨格とのつながりが弱いからなのです。

肩甲骨の図

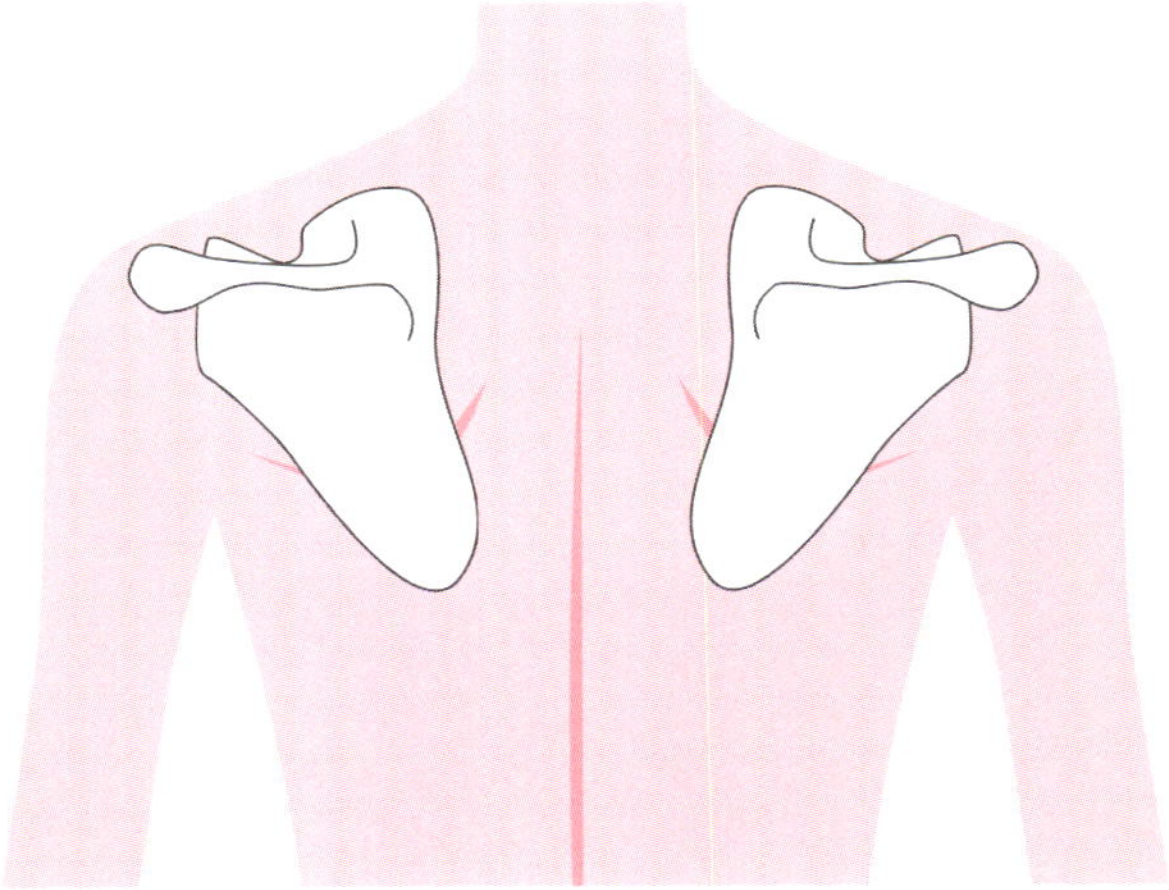

肩甲骨を支えている筋肉、僧帽筋《そうぼうきん》

首と肩の間から、背中の上部にかけて広がる僧帽筋とは？

肩甲骨がぶら下がっている筋肉は、肩甲骨の重さを支えるために、いつでもある程度の力で収縮しなければなりません。

前述したように、肩甲骨は、骨格による支えが少ないからです。

肩甲骨は、胸の骨格とのつながりが弱いのです。

そのため、肩甲骨は背中の筋肉によって何重にも支えられています。

その中でも最も重要な筋肉が、首と肩の間から、背中の上部にかけて広がっている僧帽筋《そうぼうきん》という筋肉です。

僧帽《そうぼう》とは、カトリックの修道士が被《かぶ》るような頭巾《ずきん》のことです。

後頭部から脊柱《せきちゅう》にかけて、その両側に広がっている筋肉であり、全体の形は菱形《ひしがた》で、僧帽に似ているため、この名前がつけられたそうです。

僧帽筋の上部の筋肉は、特に分厚く強力です。肩甲骨を通して上肢（上半身）全体を引き上げる働きをしています。仕事などの関係で、この僧帽筋の上部がとても発達する人もいます。

僧帽筋の図

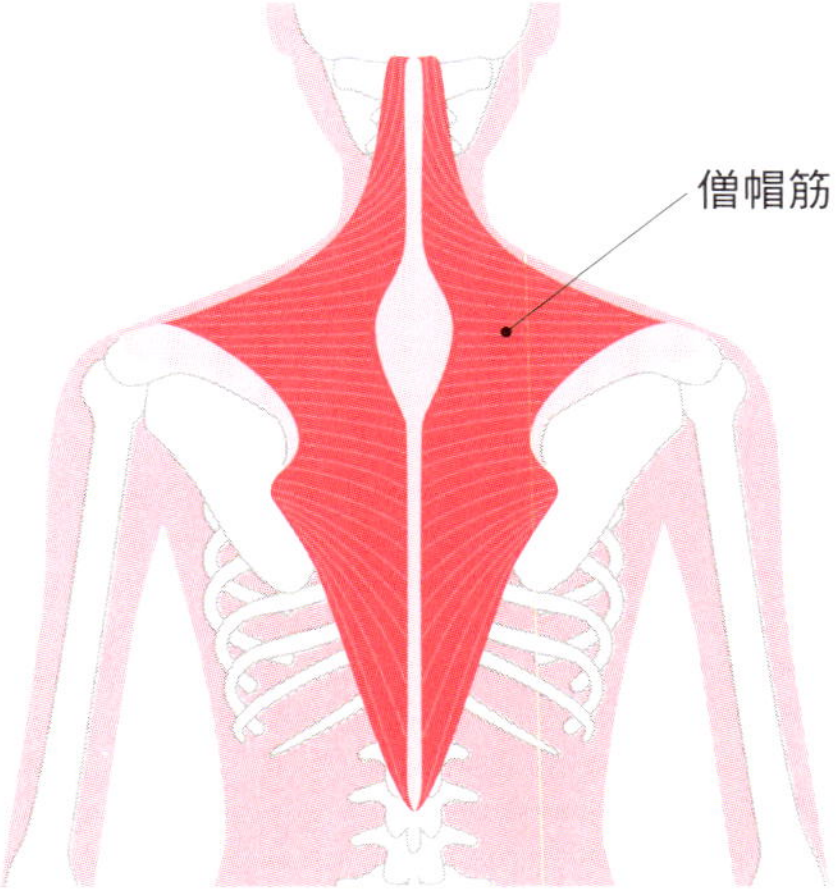

背中

重い物を持ち上げる仕事の人は、僧帽筋が発達している

僧帽筋と肩甲骨の下には3種類の重要な筋肉がある

この僧帽筋の上部が、とても発達している人がいます。

両腕で重いものを持ち上げる仕事をしている人は、この僧帽筋の上部がとてもよく発達しているのです。首から肩にかけて筋肉が盛り上げっているのは、見た目ですぐわかります。例えば、力士やプロレスラー、ボディビルダーたちです。

肩甲骨には、僧帽筋のほかに、体幹と肩甲骨をつなぐ3種類の重要な筋肉が、僧帽筋と肩甲骨の下に隠れています。

・脊柱《せきちゅう》から起こり、肩甲骨の内側縁《うちがわえん》に着く筋肉（肩甲挙筋《けんこうきょきん》、大菱形筋《だいりょうけいきん》、小《しょう》

菱形筋《りょうけいきん》）

・肋骨《ろっこつ》から起こり、肩甲骨の内側縁に着く筋肉

・肋骨から起こり、肩甲骨の前面に着く筋肉

これらの筋肉があることで、肩甲骨は後ろや前にずれたり、上下、左右に回したりすることができます。肩関節での運動と合わせて、上腕などの腕を大きく動かすのに役立っています。肩こりの根本的な原因を探るには、肩甲骨と、それを支えている筋肉について知っておかなければなりません。

肩甲骨にある僧帽筋以外の筋肉（一部）

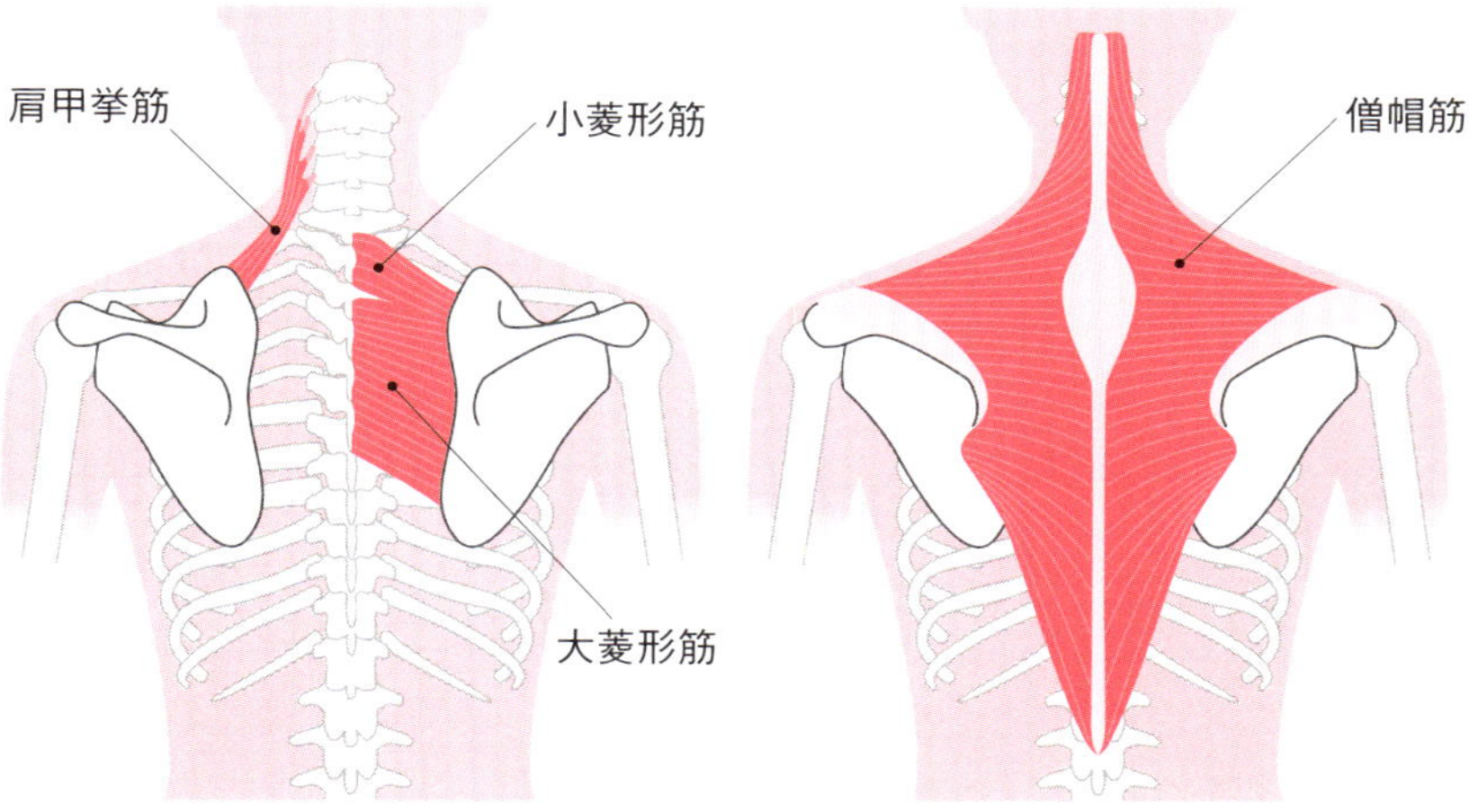

人体（背中）

肩甲骨を支えている筋肉は、「血液の循環が悪い」という特徴がある

（エネルギーの消費は大きいが、筋肉の動きが少ないため筋《きん》ポンプの働きが弱く、血液循環が悪い）

筋肉は、収縮するためにエネルギーを使います。

肩甲骨がぶら下がっている筋肉は、自分自身で伸びたり縮んだりする動きはできませんが、肩甲骨をぶら下げ続けているため、相当なエネルギーを費やしています。

エネルギーを生み出すためには、血液から送られる酸素が必要です。

ところが、肩甲骨をぶら下げている筋肉は動きが少ないため、血液の循環が悪くなりがち。酸素供給の状況がよくありません。

筋肉の動きが少ないと、筋《きん》ポンプという動きが弱くなり、血液の循環が悪くな

りがちなのです。

筋ポンプとは、筋肉を使って身体を動かすと、静脈があちこちで圧迫されて、弁《べん》と弁にはさまれた区間の血液を心臓に向かって押し出す、ポンプのような働きをすることです。

この働きが弱いと、当然、心臓への血流は弱まり、血液の循環が悪くなりやすいです。

これが、肩こりを起こしやすい原因の1つとも考えられます。

しかし、この原因ならば、本来は、多少、肩をもんだりたたいたりすることで、血液循環が改善され、こりがとれるはずです。

それなのに、なぜ、またすぐにこりが復活するのか？

どうして肩こりが慢性化するのか？

それは、これが根本的原因ではないからです。肩こりの根本的な原因は、本書で何度も書いているように、手首にあり、手首の骨のずれを調整しなくては、根本的に治らないからです。

なぜ手首の骨のずれが、肩こりの根本原因なのか

肩こりの根本的な原因は、手首にあります。
もっと正確に言えば、８個の手首の骨のずれ、ねじれが、肩こりの原因であることが多いのです。

その点をもう少し具体的に説明しましょう、

まずは、ひじから手首までの骨の構造について、見てみます。
ひじから手首までの前腕には、２本の骨（橈骨《とうこつ》と尺骨《しゃくこつ》）があります。
また、手首には、８個の骨があります。
その先には、指の骨があります。

「肩こりの原因となる」手首の8つの骨

右手（手の甲側）

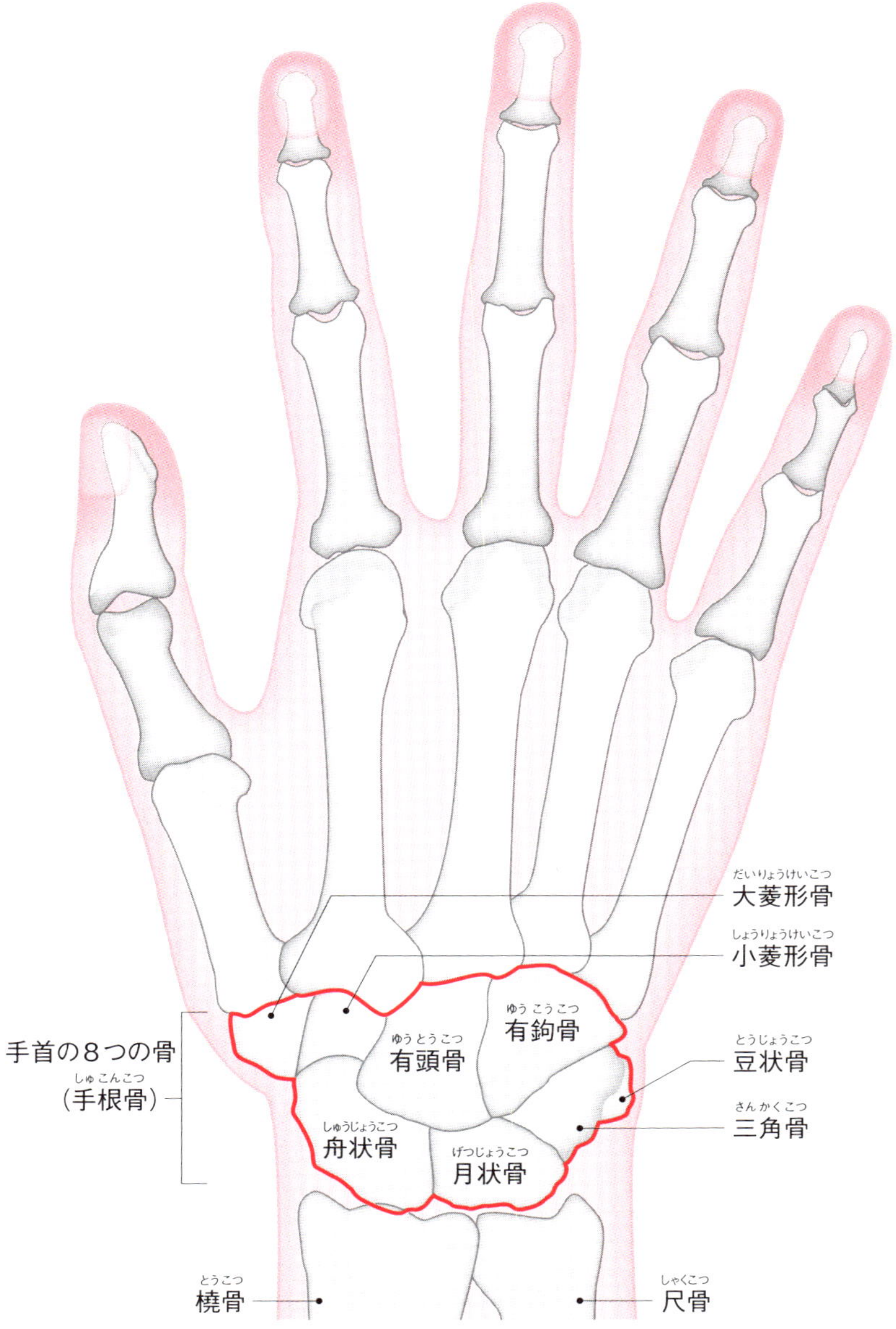

骨には、それぞれ働きがあります。

物をつかんだり、字を書いたり、細やかで複雑な指先の動きを左右するのは、指先の骨ですが、それを維持したり、サポートするのが、手首の骨です。

手首が、正常の状態にあればいいのですが、ねじれた状態にあると、ひじ関節がそれをカバー（サポート）します。つまり、ひじもねじれて、手首のねじれをカバーするのです。

しかし、手首のねじれをカバー（サポート）するためにひじ関節がねじれると、今度は肩関節がひじの関節をカバーするためにねじれてしまいます。

そして、同様に、肩関節がひじ関節をカバーしているがために、ねじれると、次には肩甲骨が肩関節のねじれをカバーすることになります。

こうして、

手首のねじれ　↓　ひじ関節のねじれ　↓　肩関節のねじれ　↓　肩甲骨のねじれ

という悪循環、負の連鎖によって、ついに無理がピークに達すると、骨や関節を支えている筋肉がかたくなり、肩こりという症状が生じるのです

そもそもは、手首の骨の位置と動きが正しければ、ひじ関節、肩関節、肩甲骨の動きはスムーズであり、肩こりも少ないはずです。

ところが、手首の骨の位置がずれてしまい、正しい状態でないと、手首の動きは制限されてしまうのです。

ねじれの連鎖の図

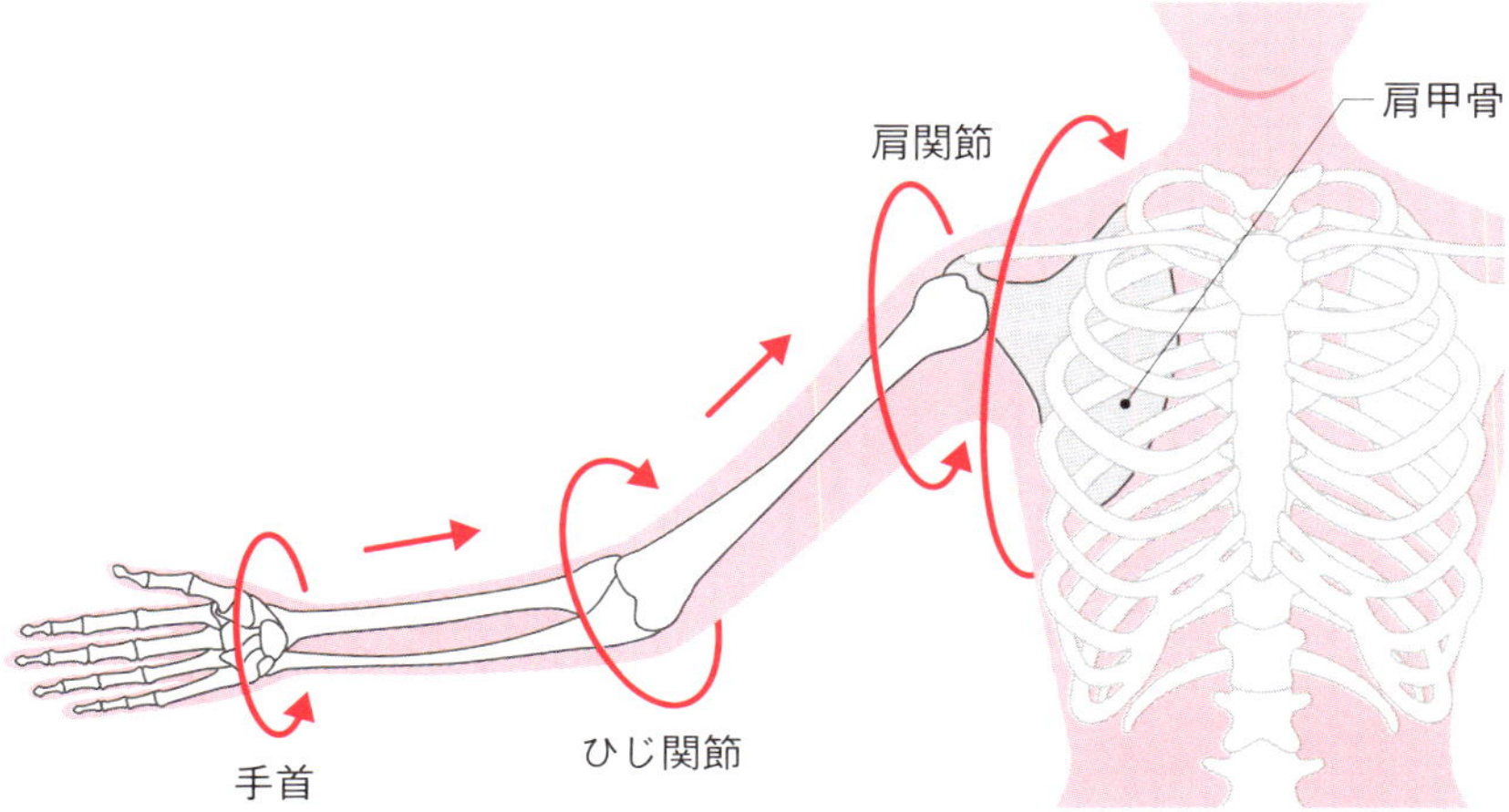

人体（正面）

ほとんどの人は、手首の骨のずれに気づいていない

肩こりを訴える人はまず手首のねじれの状態を診なければならない

手首の骨の位置がずれて、正しい状態でないと、手首の動きは制限されてしまいます。

すると、どうなるか……。

指先、手首からひじまでの2本の骨（橈骨《とうこつ》と尺骨《しゃくこつ》）、上腕の骨、肩関節、肩甲骨がすべて、本来の動きができなくなってしまい、筋肉疲労が起こります。

これがまさに肩こりを起こす原因と言えます。

ほとんどの人は、

自分の手首の骨の位置がずれている

ことに気づいていません。

手首の骨の位置がずれているために、動きが制限されて、かたくなっていることに気づいていないのです。

そもそも、私たちは通常、手首にあまり関心を持ちません。ケガをしたり、ひねったりして痛みをともなわない限り、手首を意識することがないのが常です。

肩こりの原因になっているのにもかかわらず、です。

そのため、私の整体院では、肩こりを訴える患者さんが来院されたときは、まずはじめに、

手首の8個の骨のずれ、ねじれの状態

を診ることにしています。

肩こりだけでなく、頭痛、顎《あご》の痛み、背中の痛み、あるいは四十肩、ひじの痛み、腰痛の人に対しても、まず手首のずれ、ねじれの状態を診るようにしています。

頭痛、四十肩、背中やひじの痛み、腰痛も、「手首が原因」が多い

手首の骨のずれは肩こり以外の症状にも関係している

前述したように、肩こりだけでなく、頭痛、顎の痛み、背中の痛み、あるいは四十肩、ひじの痛み、腰痛を訴える患者さんの場合も、私は手首を診ます。それは、これらの症状にも手首の骨のずれが関係している場合が多いからです。

特に近年は、パソコン、スマホの長時間使用による影響で手首をねじり、ほとんどの患者さんにかなり重症な手首のずれを見ることが多くなりました。

これは非常に深刻な問題です。かといって、パソコン、スマホの使用を中止するわけにもいきません。

手首の骨がずれていない、「正しい状態」とは

親指が「上に向いている状態」が正しい状態
「横に向いている状態」はねじれている

それでは、骨がずれていない、正常な手首の状態とは、どういう状態でしょうか。

人間の本来の手の状態、自然な状態とは、実は、

親指が上に向いている状態

です（83ページ参照）。

また、歩く時の、自分の手の動きに注意してみてください。

手の振り方は、どうでしょうか。

親指は、歩く方向（前）を向き、腕をふるように動かしているはずです。同様に、机の上に手をのせた時は、親指が上になっている状態が、実は正常なのです。

これ以外にも例えば、筆記する時の状態が、正しい手首の状態と言えます（次ページジ参照）。ところがパソコン、スマホ、ゲームをしている時の、手首の状態はどうでしょうか。

親指は横に倒れ、手の甲が上（手のひらが下）になり、手首を内側にねじった状態になっているはずです。

手首がねじれた状態では、手首の骨、ひじから手首までの2本の骨（橈骨《とうこつ》と尺骨《しゃくこつ》）、そして上腕の骨、肩関節、肩甲骨までもが、同様にねじれた状態になっています。本来の骨の位置がずれてしまっているため、このずれた骨の状態を、一生懸命に支えているのは筋肉です。大変な負荷がかかっているのです。それが筋肉をかたくし、こりをつくり、ついには肩こりを発症させている原因です。

こうした状態が長く続けば、必ず身体には悪影響が起きます。

数時間が数日、数か月、数年単位と続けば、慢性的な肩こりという症状を発症しても不思議ではありません。これが肩こりの根本的なメカニズムでもあるのです。

手首の「正しい状態」と「ねじれた状態」

● 正しい状態（手首をたてにおく）

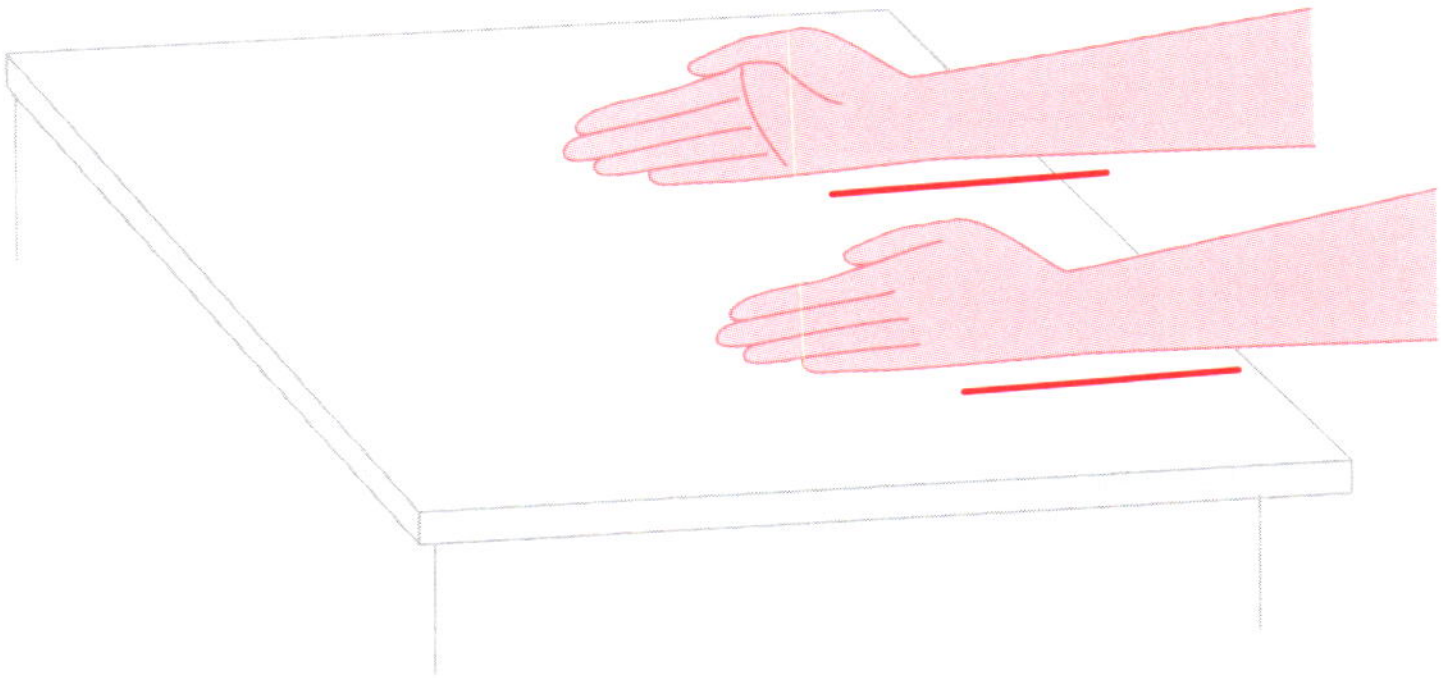

● ねじれている状態（パソコンのキーを打つ）

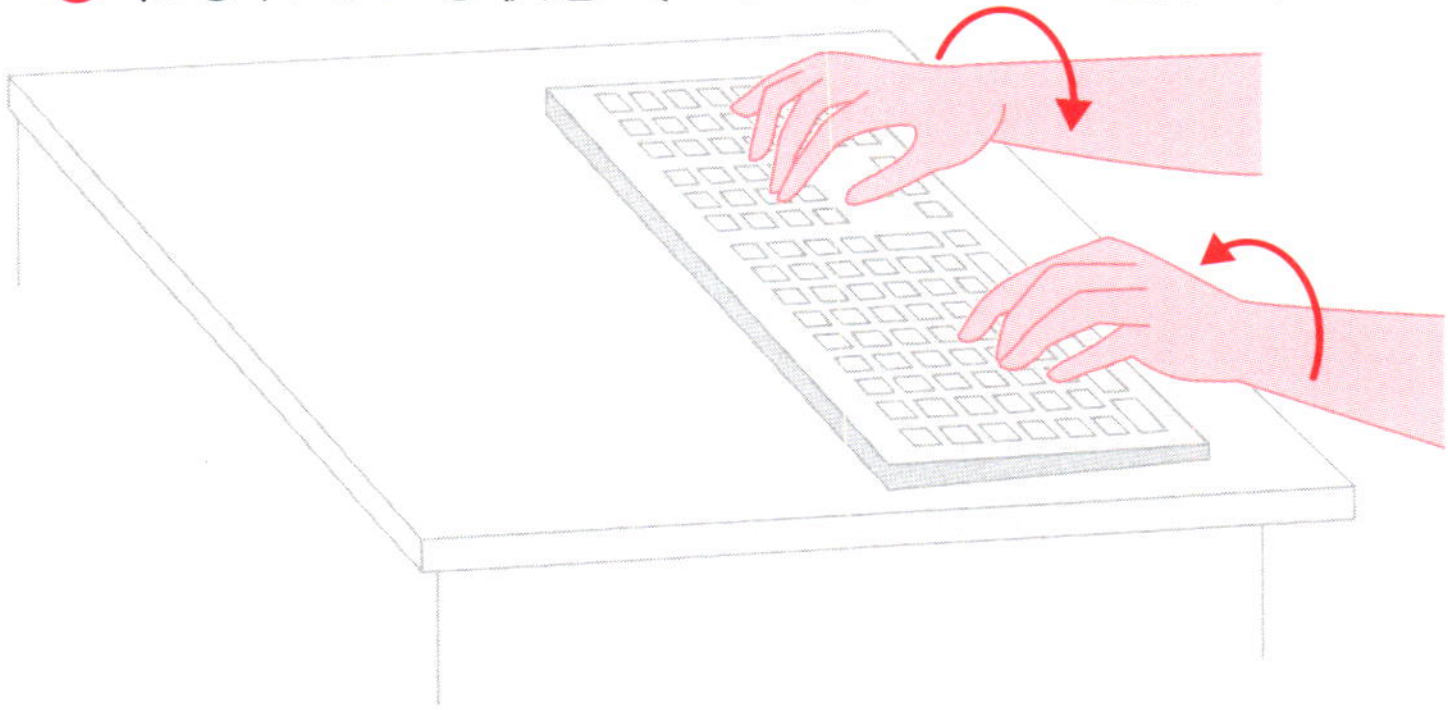

● 正しい状態（筆記する）

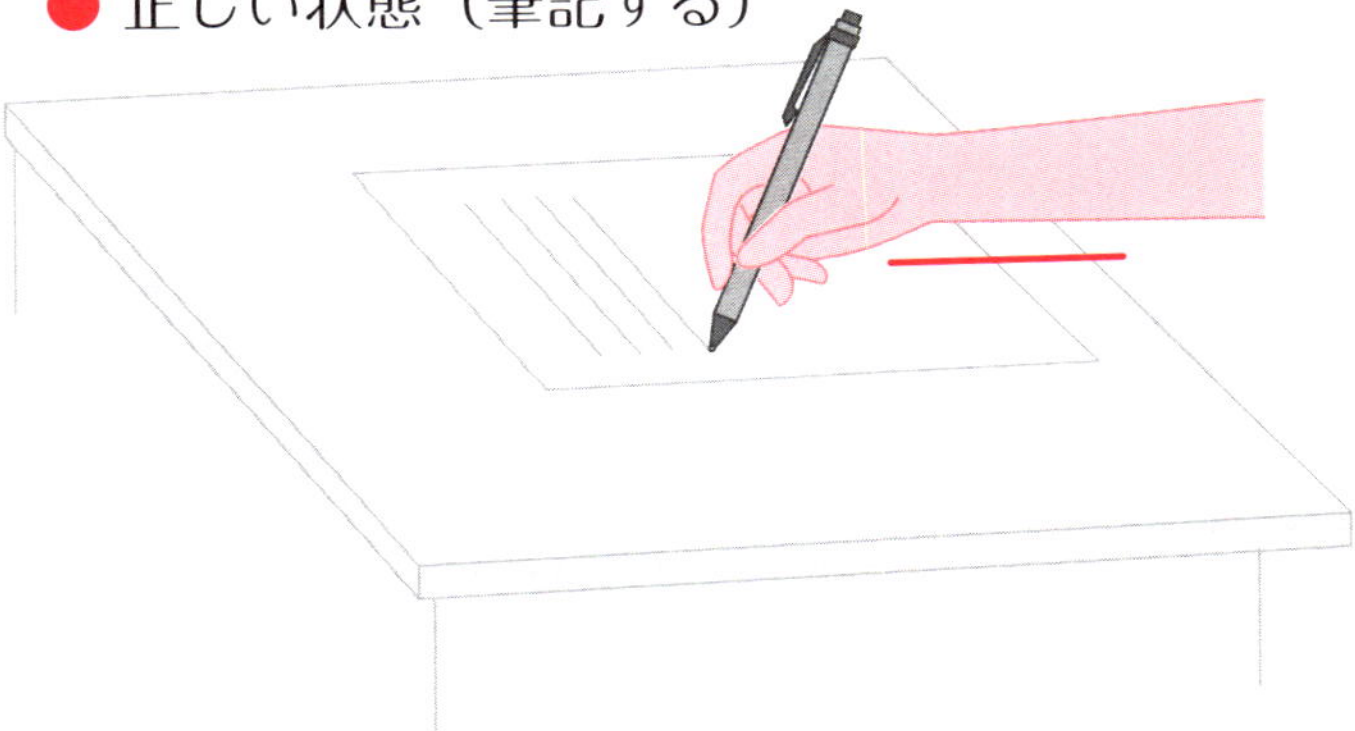

小学生も、肩こりで来院してくる時代

最近、激増している「頭痛」「背中の痛み」を訴える人々。その手首を診ると……

肩こりは、ひどくなると集中力がなくなります。イライラとして、不機嫌になり、頭痛も起きて、身体のいろいろな所に悪影響が出てきます。私の整体院では、小学生が何人も肩こりで来院しています。

テレビや雑誌などのメディアでは、子供の肩こりの原因は、「姿勢が悪いからだ」とする説が多く見受けられます。しかし、姿勢だけでは解決できない症例がほとんどなのです。そして、頭痛や背中痛を訴える大人も最近、非常に多くなりましたが、その方たちのほぼ9割が、手首の骨がずれ、ガチガチにかたくなっている状態です。

2種類ある肩こり。プロでも見分けることは難しい

「動かし過ぎていることが原因」か、「動かさないことが原因」かで、2種類に分けられる

実は、肩こりには、大きく分けると2種類のタイプがあります。

これはあくまでも私の個人的な見解ですが、整体の現場では、2種類あることを知っていることが大いに役立っています。

それは、
①動かし過ぎが原因の肩こり
と、
②動かさないことが原因の肩こり
です。

私はこの2つを、

・「動的」肩こりタイプ

・「静的」肩こりタイプ

と区別して、治療に役立てています。

「動的」肩こりタイプとは、

手の使い過ぎなどによって、筋肉が疲労し、それが原因で起こる肩こり

のことです。

例えば、一日中パソコンを使って仕事をしたり、長時間ゲームやスマホの使用することで起こる肩こりのパターンです。

これとは反対に、「静的」肩こりタイプとは、

手やひじなどをほとんど動かさないで、長時間、同じ姿勢でいることから起こる肩こり

をさします。

例えば、会議などで長い時間、座ったままの姿勢でいたり、立ちっぱなしであまり動かないで仕事をすることで、発症する肩こりがこれに該当します。

「静的」肩こりタイプの場合は、頭の重さ（脳の重量）も、肩こりの原因となります。なぜなら、

成人男性で、１３５０～１４００ｇ

成人女性で、１２００～１２５０ｇ

と、私たちの脳は、意外と重いからです。

意外と重い頭を常に持ち上げている状態ですから、支えている肩などの負担は相当なものになるのです。

あなたの肩こりの原因は、「静的」か「動的」か

肩こりをひき起こしている原因は、身体と心、両方に原因がある場合がほとんど

さてそれでは、今、肩こりで悩んでいるあなたは、どちらのタイプでしょうか。
「動的」タイプか？　「静的」タイプか？
それが問題になります。
どちらかによって、改善する対処法が違ってきます。

ほとんどの人の場合は、「動的」と「静的」の混合型ですが、その割合に大きな差があるのです。

そしてその見極めは、長年現場で施術している私自身でも、難しいです。

しかし、「動的」であれ、「静的」であれ、まずは生活習慣も改善していかないと、肩こりはなかなか解決できません。

日常的に、同じ姿勢を数時間続けている人、あるいは同じ動作を数時間続けている人は、そこから変えていかないと、肩こりの改善はうまくいきません。

数時間どころか、エンドレスで動かし続けている人、同じ姿勢を続けている人は、筋肉的疲労と心へのストレスも半端ではありません。

肉体的疲労と心のストレスは、必ず身体への負荷が過剰になり、肩こりなどの症状に如実にあらわれてきます。

自覚症状があるうちはまだいいのですが、慢性的になると、心身ともに大きな影響が出てきたりします。私の整体院では身体はもちろんのこと、心のストレスについても考えながら、患者さんに対応させてもらっています。

言うまでもなく、身体と心は表裏一体だからです。

どちらが欠けてもよい結果は出ません。

肩こりも、身体と心の両方が原因となっている人が、実はほとんどなのです。

心身のどちらか一方だけに原因があった人は、私の20数年間の施術経験で、一人もいませんでした。

最後になりましたが、脳障害、あるいは内臓に起因した器質的な肩こりは、「動的」「静的」、どちらの肩こりにも当てはまりませんので、肩こりの改善は期待できません。

その点は、ご了承ください。

私の施術経験では、脳障害、あるいは内臓が起因の肩こりは、開業以来20数年間、のべ9万人以上の患者さんの中で、数人だけでした。その時は、病院など専門の医療機関をご紹介させていただきました。

第3章

手首のストレッチ そのくわしい効果と効用

肩こりだけでなく、背中の痛み、腰痛にも効く「ねじれ」を「正しい位置」にもどす究極メソッド

10パターンの手首ストレッチが、肩こりを解消する！

手首のストレッチ❶　ずれた8つの手首の骨を正しい位置にもどすことができます

P20参照

ここからは、第一章でご紹介した10のストレッチについて、その効用をよりくわしく説明していきましょう。まずはストレッチ1です。

このストレッチは、肩こりの原因となっている、ずれた手首の8つ骨の位置を、正しい位置にもどすストレッチです。8つの骨は、日常生活で手首を常にねじった状態にしているため、骨と骨の間隔が狭くなったり広くなったりして、血流が悪くなっています。それが肩こりの原因になっています。これを本来あるべき正しい位置にもどします。

手首をゆるめると、8個の骨は正しい位置にもどり、前腕の橈骨《とうこつ》、尺骨《しゃくこつ》の2

つの骨との位置関係も正しくなります。手首のずれを解消すれば、肩こりの根本的な原因も解消されるのです。

手首のストレッチ②　2本の腕の骨の間隔を、正しい位置にもどすことができます

P22 参照

手首からひじの間の前腕《ぜんわん》には、2本の骨（橈骨《とうこつ》と尺骨《しゃくこつ》）があります。

日常生活では、さまざまな動作、作業で、知らないうちに手首をねじっていて、橈骨と尺骨の2本の骨も、ねじれの影響を受けています。

つまり、橈骨と尺骨の間隔が均等でなくなり、本来の正しい位置からずれてしまっているのです。骨と骨の間隔が等間隔でなくなり、ねじれが生じます。

ずれたこの2本の骨を一生懸命に維持しているのは、前腕の筋肉です。そのため前腕の筋肉はガチガチにかたくなってしまいます。これが腕の痛み、肩こりにつながっていくのです。このストレッチでは、2本の骨の間隔を正しい位置にもどして、同時に、かたくなった前腕の筋肉もゆるめてあげます。

手首ストレッチ③ 縮《ちぢ》んでいる指を無理なく伸ばして、指のストレスを解消できます

P24 参照

日常生活では、指は、伸ばすよりも曲げる機会が圧倒的に多いです。そのため、手の平側の筋肉（指、手の平、前腕）は、折り曲げることが多いために、筋肉が収縮して、想像以上にかたくなっています。

このストレッチでは、縮んでいる指をストレッチして伸ばしてあげます。指を一本一本握って、固定して、伸ばすのです。

さらに、腕を左右に動かすことによって、指先の筋肉、前腕の筋肉までもゆるめてあげます。日常生活では、手を使ったほとんどの動作は、手首を曲げ、指は縮める動作がほとんど。そのため前腕の筋肉もかたくなり、肩こりを誘発。しかし、縮まった指をゆるめることで、前腕の筋肉はゆるめることができます。

手首のストレッチ④ 手の甲側の筋肉のこわばりをとり、無理なく伸ばすことができます

P26参照

手の甲側の筋肉は、伸びる筋肉（伸筋《しんきん》）です。

そのため、ふだんは伸びているのですが、日常生活では、手首がねじれる動作、指が縮む動作が多いため、正しい状態で伸ばされていません。

そのため、手の甲側の筋肉も、ねじれた状態であるのが、現状です。

これを本来の状態にしてもどしてあげるのが、このストレッチです。

指をいじるのではなく、指を支点にして、手の甲側の筋肉を、つまり伸筋を伸ばしてあげます。これは、前腕を伸ばすことにもつながります。

手の平側の屈筋《くっきん》は、ふだんから十分に使っていますが、手の甲側の伸筋は、まったく運動不足状態なのです。しかし、ストレッチで、手首からひじまで、手の甲側の筋肉全体を正しく伸ばして、ゆるめることができます。

手首のストレッチ5　指先の血行を良くして、手首、前腕の血行も改善させます

P28参照

指先は、細かな神経が張りめぐらされ、とても敏感な部分。

また、上半身では心臓から最も遠いところにあり、血行が悪くなりがちです。

しかし、強い刺激を指先に与えても、効果は期待できません。近年の脳科学の研究では、「強い刺激は、その99％は脳には刺激として入らない」と言われています。

そのため、軽く、指どうしをぶつけるように動かすことで、指先の神経は十分に活性化、血液の循環をよくすることができるのです。

指先の血液循環がよくなれば、手首、前腕などの血液の循環も良くなります。

指先から心臓までの血行の通り道に、手首、前腕があるからです。

軽く、指と指をぶつけるようにする刺激。この弱く与える刺激こそが、脳にはしっかり伝わって血流を活性化させます。

手首のストレッチ6
手首の可動域を広げることができます

P30 参照

ストレッチ1は、手首に負荷を与えないで、ゆるめることが目的のストレッチ。ストレッチ4は、手首に負荷を与えて、手の甲側の筋肉を伸ばすことが目的のストレッチでした。対してこのストレッチ6は、手首の可動域を広げるのが目的です。

左右の手の平を合わせると、左右の手全体が、バランスの取れた状態になります。さらに、ひじを上に上げたり、合わせた手の平を下げたりすることで、左右の前腕の筋肉、手の平側の筋肉を、同時にゆるめることができます。

これらの筋肉はどれも、日常生活では、伸ばすことが少ない筋肉ばかり。また手首を最大限に伸ばすことも、日常の動作ではほとんどない動作です。そのため、手首の可動域が少なくなり、それが前腕から肩へつながって、肩こりを誘発する原因になっています。このストレッチはそれを改善します。

手首のストレッチ7 指、手、前腕の細かな筋肉をほぐし、ゆるめることができます

P32 参照

このストレッチの特徴は、3本の指（人差し指、中指、薬指）を支点にすること。ストレッチ3のように5本の指は使わず、3本だけなので、とても不安定な状態になります。ところが不安定な支点だからこそ、慎重に、やさしく腕を動かすことができ、指や手、前腕の小さくて細かな筋肉を微妙にゆらすことができます。その結果、最大限に筋肉をゆるめることができるのです。

5本の指全部を支点に使うと、安定した状態なため、大きな筋肉を動かすことはできますが、小さな筋肉は動かせません。指や手や前腕の細かな筋肉は、やさしく動かして、ゆるめることがポイント。またこのストレッチは、弾発指《だんぱつゆび》、腱鞘炎《けんしょうえん》などの予防、症状軽減にも役立ちます。細かく、小さな前腕の筋肉まで動かすことができ、手首、指の緊張を緩和できるからです。

手首のストレッチ8　2本の腕の骨のねじれを正しい状態にもどし、前腕の筋肉をほぐします

P34参照

日常生活での動作は、そのほとんどが手首に負荷を与えています。すると、手首とつながっている2本の骨、橈骨《とうこつ》と尺骨《しゃくこつ》という前腕の腕も、ねじってしまいます。これらが重なって、肩こりが引き起こされています。

このストレッチでは、まず常にねじれていた2本の骨を、正しい位置に固定します。逆にねじることで、もとの、正しい状態にもどしてあげます。

このストレッチの最大の特徴は、2本の骨を固定してストレッチすること。前腕の筋肉をゆるめて、正常な2本の骨の状態にもどします。2本の骨を固定してストレッチすることが最大のポイントです。

肩こりはあっても、腕こりというのはあまり聞きません。腕がこると、肩こりになる。逆に言えば、前腕の筋肉をゆるめると、肩こりは軽減できます。

手首のストレッチ⑨ 指の関節をゆるめて、指先、手の血行をよくすることができます

P36参照

指の関節を押さえて、腕を回すストレッチです。

すると、指の関節を集中してゆるめることができます。

指の関節を押さえて指を回すと、指全体が回ることになってしまい、関節一つ一つをゆるめることはできません。

軽いストレッチで刺激することによって、少しずつですが指、手首の血流がよくなってきます。

指をもんだりすることはあっても、指の関節をもむことはまずありません。だからこそ、このストレッチは、指の関節のケアにもなるのです。

ただし、あくまでも軽く刺激すること。強く刺激することはNG。前述しましたが、軽い刺激は、脳が納得して、刺激を受け入れますが、強い刺激は、脳までは届かないのです。

手首のストレッチ⑩　手首の骨を素早く正しい位置にもどす、ストレッチ1の応用系です

P38 参照

手首の8個の骨がそれぞれ正しい位置にあれば、手首を押さえると、骨はアーチ状になります。

ところが、手首の8つの骨の位置が正しくないと、アーチ状になりません。その状態が継続すると、肩こりを発症させます。

手首の8個の骨にも、神経は通っています。正しい間隔で、正しい状態でないと、神経を圧迫して動きが悪くなります。

しかしこのストレッチは、手首の8個の骨の動きや間隔を素早く正常にもどしていくことができます。

ジャンケンの「グー」、「パー」のように、指と手全体を動かすことで、骨の位置が正常にもどり、アーチ状になります。ストレッチ1よりも、正しい位置にもどすスピードはアップしますので、1の応用系として、ぜひ試してみてください。

「正しいイスの座り方」をすれば、肩こりは解消できる！

背筋をピンを伸ばすことは、正しい姿勢ではない

肩こりを軽減できる「イスの座り方」があります。

正しい座り方で、肩への負担を軽減し、肩こりをなくすことができます。

小学校、中学校の９年間の義務教育にはじまって、高校、大学などの教育機関まで、わが国では子供は、イスに座る習慣が定着しています。

特に、小学校のころは、

「姿勢をきちんとしなさい」

とか、

「きちんと座りなさい」

と先生に教えられたり、注意されたりした経験が誰にもあると思います。

しかし、これは今から考えるととても抽象的な注意指導です。

なにをもって「正しい」とするのか、「きちんと座る」とするのかが問題です。

そもそも「正しい姿勢」とは、どんな姿勢でしょうか？


学校で教えられた「正しい姿勢」とは、主に、

「背筋をピンとする、ピンと伸ばす」

という指導だったと思います。

これがなぜ正しい姿勢なのか、あまりよくわからずに、しかし背筋だけを伸ばして座っていました。そうして座ることが「正しい」「きちんとした」姿勢であると、教え込まれてきただけではないでしょうか。

しかし私は、
背筋をピンと伸ばす姿勢は、必ずしも「正しい」とは言えないと思っています。

「正しいイスの座り方」チェック！

5つの質問があります。読者の皆さんは、この中で自分はいくつあてはまるか、試してみましょう。

この質問によって、正しい座り方のチェックができます。自分にあてはまるものに、チェックを入れてください。

□背もたれに背中をつけて座っている
□顎を前に出して座っている
□足を組んで座っている
□かかとを床につけないで、つま先をつけて座っている
□あなたが女性の場合、ひざとひざの間が離れた状態で座っている
あなたが男性の場合、足を大きく開いて座っている

さてどうでしょう。

5つの質問のうち、あなたはいくつあてはまりますか。

実は、5つのうち1つでもあてはまる人は、正しい座り方ができていないことになります。

肩こり、腰痛を誘発する座り方

肩こりは、イスの座り方に大変影響されます。

また、腰などにも非常に影響し、腰痛の原因にもつながります。

私の整体院では、イスに座る時は、

「坐骨で座る」

ようなイメージで座ってみてくださいと、患者さんに指導しています。

「坐骨で座る」とは、どういう座り方か……。

骨盤には、お尻の骨（腸骨《ちょうこつ》）の下方に、坐骨という骨があります。

この坐骨を意識して座るというのが、いわゆる私の勧める「正しい座り方」です。

骨盤をイスに垂直に立て、坐骨をあてて座るイメージです。

坐骨で座るようにすると、例えば足を組んで座ることはできなくなります。

いや、前述の5つの正しくない座り方すべては、自然とできなく

「正しい座り方」（坐骨で座る）

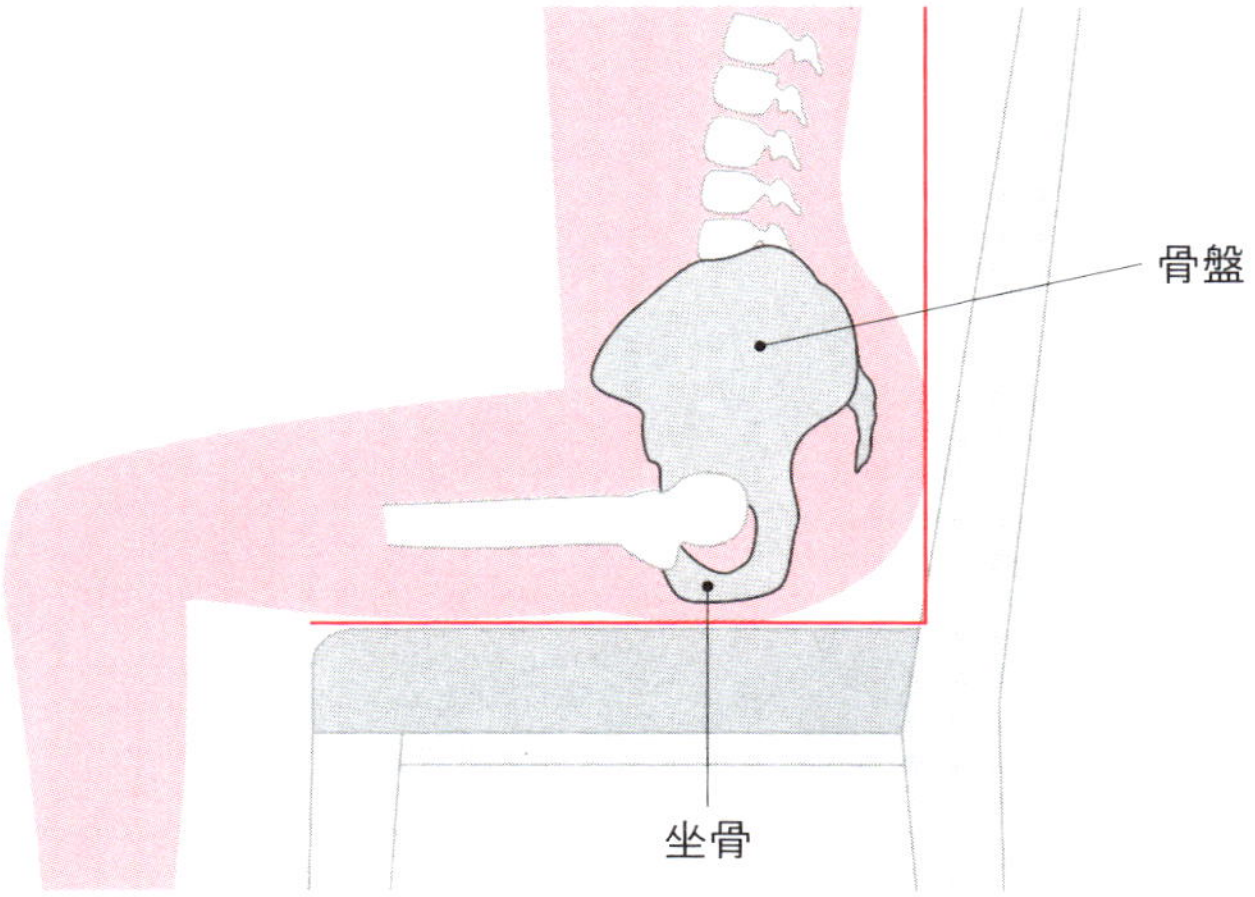

なるのです。

実際に試してみるとわかります。

イスに骨盤を立て、坐骨で座るようなイメージ、腰を下ろしてみてください。

その姿勢からは、足を組もうとしてもうまく組めません。

正しい座り方をすれば、猫背にもならない

鏡の前で、正しい姿勢で座っている自分を見てみると、姿勢はとても自然体なことに気づくはずです。

猫背になっていません。

背筋をピンとはりつづけるような「無理」もありません。

自然に、身体に負担なく座れている状態が、この座り方の特徴でもあります。

この座り方は、猫背で悩んでいる方にも、とても効果的です。実は、猫背で悩んでいる患者さんは、イスの座り方がおかしいのです。

通常、猫背にならないようにするには、

・胸をはるように気をつける

・猫背矯正のベルトを装着する

などが考えられます。

しかし、長続きしません。なぜなら、骨盤を立たせ、坐骨で座る正しい座り方をしていないからです。

しかし、この正しい座り方をしていると、姿勢を意識しなくても猫背にはなりません。なりようがないのです。この座り方では、猫

正しい座り方

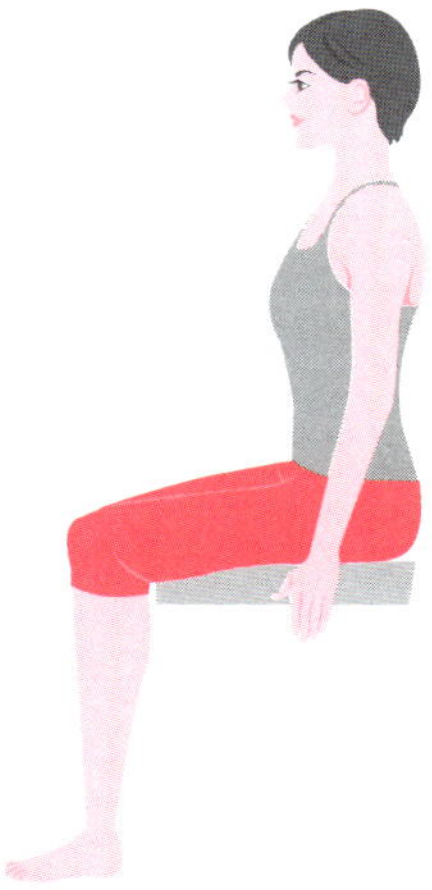

背になることは非常に無理な姿勢になるからです。

つまり、猫背の原因は、イスの座り方にもあるのです。

正しい座り方が簡単にできる「この方法」

しかし、坐骨で座るといっても、抽象的でよくわからないと思います。

私の整体院で、実際に私が患者さんと一対一で教えるので、わかりやすいですが、本ではそうはいきません。

そこで、第一章で紹介しましたが、あらためて誰でも一人で簡単にできる「正しい座り方」のコツを紹介しましょう。

それは、イスに座った状態で、ひざの上をひもなどで縛《しば》る方法です。

ひもは、細いものだと縛り過ぎることもあるので、女性ならスカーフ、男性ならば使い古しのネクタイなどを使うといいでしょう。

ひざの上を縛っておくと、自然と身体が「正しい座り方」になります。そして、

「正しい座り方」をすると、身体が驚くほど楽になります。

前述の5つの質問は、どれも「正しくない座り方」の条件でしたが、特にこの中でも、

●足を組んで座っている

●かかとを床につけないで、つま先をつけて座っている

●女性の場合、膝と膝をくっつけない状態で座っている

男性の場合、足を大きく開いて座っている

という悪い座り方は、ひざの上を縛ると、まったくできなくなります。

一度試してみてください。

また、この縛る方法は、長時間、イスに座り続ける人にはとても効果的です。

「正しい姿勢」を維持できると、猫背にならず、肩や腰への負担も軽減できます。

その結果、肩こりが解消され、腰痛も軽減できます。

ただし、この座り方は、イスに座る場合であり、車の運転時などは絶対におやめください。

運転中、ひざを縛っているととっさの時に動くことができません。大事故につながりかねません。

私は、自宅でパソコンを使って仕事をする時は、イスのところに必ずひもを置いています。そして座ったらすぐ縛るようにしています。

もう一つある「正しい座り方」のポイント

もう一つ、「正しい座り方」で大切なポイントは、**上半身の力を抜いて座る**ことです。

肩こりのある人の中には、骨盤を後ろに倒した状態で、自分が猫背であると自覚しているため、上半身を伸ばすように座り、肩や背中によけいな力を入れている人が多く見受けられます。

骨盤が後ろに倒れた状態で上半身を伸ばしていると、必然的に首を前に曲げるようにして、バランスを取るようになります。

その結果、頭の重みが首には負担となり、背骨の頸椎《けいつい》、胸椎《きょうつい》だけでなく、腰椎《ようつい》にも負担をかけるようになります。

これが、肩こり、首筋の痛みだけでなく、背中の痛み、腰痛の原因にもなっているのです。

イスの座り方一つで、恐ろしいことになりかねません。

肩こりの原因になる「悪い座り方」

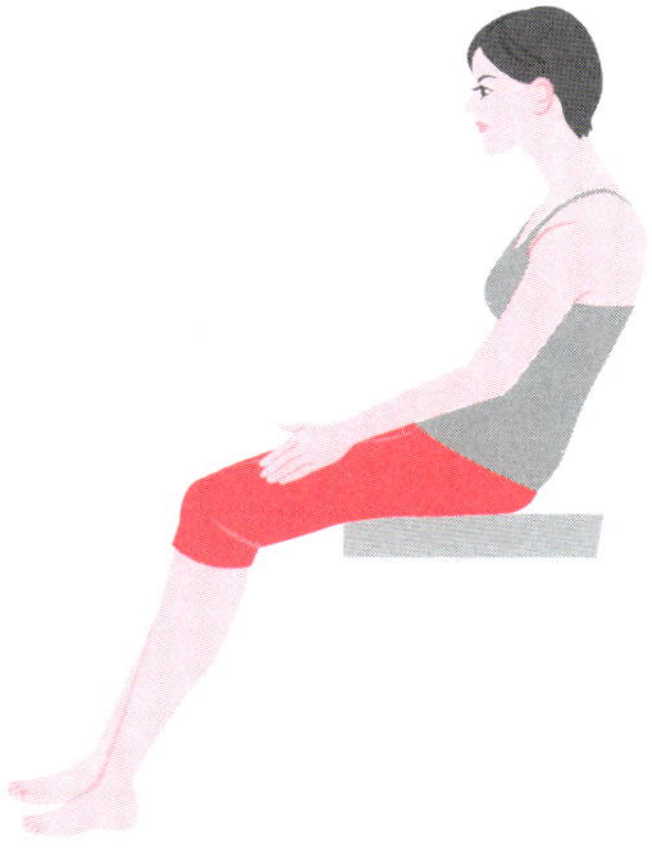

正しい座り方をしていないと、頭痛も起きやすい

また、これはあまり知られていないことですが、座り方が悪いと、頭痛を起こす人も多くいます。

頭痛には、肩こり、首筋や背中の筋肉のはりが関係しているからです。

このためにも、「正しい座り方」は、ぜひ知っておかなくてはなりません。特に、常時パソコンで仕事をしている人は、手首のズレと同様、イスの座り方が身体に多大な影響を与えているはずです。

また、前述の5つの悪い座り方の条件のうち、

●女性の場合、膝と膝をくっつけないで座っている

男性の場合、足を大きく開いて座っている

とあるように、男性と女性では、骨盤の構造が違うため「正しい座り方」が多少違いますので、注意してください。

女性は、ひざとひざの間を開けない、ひざをぴったりとくっつけた状態で座るようにします。

男性も基本は同じですが、握りこぶし1個分ぐらいは開けて座っても、かまいません。

そして、男女ともに共通して注意していただきたいことは、地面にかかとをつけて座ることです。できれば、ただつけるだけでなく、かかとの内側は特にきちんと床につけるよう心がけてください。

かかとの内側を特に意識し、内側に力を入れようにして座る。すると、骨盤は自然に立って、坐骨で座れるようになります。試してみると驚くほど姿勢がよくなるのが実感できます。

そして、上半身の力を抜くようにすると、さらに効果的です。

ひざを縛る時のひもは、細いものはNG

縛る道具は、肌にくいこむような細いひもだと、血液の循環を妨げる恐れがありますので注意してください。ネクタイ、スカーフなど、幅のあるものならば、血液の循環を妨げるようなことはありません。「縛ると、動脈や静脈の血液の流れを阻害するのではないか」と心配される方もいるかもしれませんが、膝のすぐ上を縛れば、止血のようなことはありません。

「ひざを縛る」と正しい座り方になる

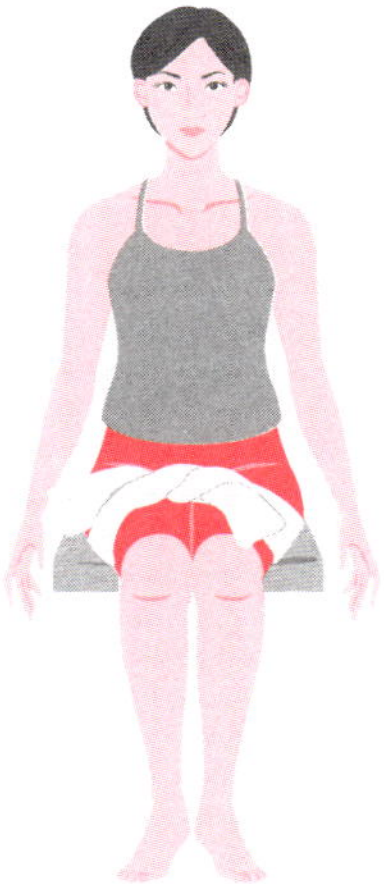

首の骨、指の骨は、「鳴らしてはいけない」

首の骨を鳴らすクセのある人は要注意！

肩こりの人で、首の骨を鳴らすクセのある人がいます。

鳴らしていると、だんだんと勢いをつけて、派手に首を動かしたり、首をふるようにして鳴らすようになります。

来院される方にも、多くいます。

クセになっている人は、ぜひ直すことをおすすめします。クセは、直そうと思えば直せます。3週間、鳴らすのを我慢すれば、直ります。


実は私も、昔、首を鳴らすことがクセでした。

大学受験の勉強をしていた頃、ひどい肩こりに悩まされていたのです。そのため少しでも肩こりや首のこりが軽くなるような気がして、勢いをつけてポキポキと首を鳴らしていたものです。その爽快感と音の心地よさで、鳴らないと気分が悪くなり、さらに強く反動をつけて首を動かし、鳴らしていました。

特にクセになったのは、2回目のむち打ちの後です。

車の運転中に追突事故を2回起こし、むち打ちになってしまったのです。自然の動作の中で鳴ってしまうのは、しょうがありませんが、問題はわざと鳴らすことです。

そもそも首の骨が鳴るとは、どういうことでしょうか？

首の骨はなぜ鳴るのか。その原因

身体の中の関節には、関節包《かんせつぽう》という袋があります。

そして骨と骨のわずかな隙間（関節腔《かんせつくう》）には、関節液《かんせつえき》（潤滑油のようなもの）

があります。

急に関節を引っぱったり、曲げたりすると、関節の中を関節液が移動し、その時に発生する気泡のはじける音が、鳴る原因です。

その音が周囲にある骨や関節包などに反響して、ポキッという音に聞こえるのです。

しかし首を鳴らすことは、筋肉や関節に負荷をかけることと同じです。

筋トレで使うダンベルを例にとればわかります。これは、医学的根拠というよりも、私の体験からのお話です。

例えば、3kgのダンベルを持ちます。

最初は、重く感じます。次に5kgのダンベルを頑張って5回持ち上げたとしましょう。あなたの腕の筋肉はかたくなっていますが、その後、3kgのダンベルを持つと、最初と違って軽く感じるようになります。

3kgから5kgに重さがふえて、持ち上げる腕の筋肉は緊張しているにもかかわらず、脳では軽く感じるようになります。

これと同じ理屈で、首の骨を勢いよく動かして鳴らすと、筋肉が緊張しているにもかかわらず、軽くなったと感じるようになるのです。

首を鳴らす　↓　首の筋肉の緊張　↓　首が軽くなる

と感じるのは、いわば脳の誤作動です。

そのため、軽くなるような感覚が快感になり、繰り返すためにクセになってしまいます。

肩こり、頭痛のある人は、要注意！

しかし、首を鳴らすクセはとても危険です。

慢性的な肩こりや、首の痛み、頭痛がある人は、特に気をつけてください。無意識のうちに首を鳴らす回数が増え、また、それに比例して鳴りやすくなる。するとだんだん強く鳴らさないと気がすまなくなり、エスカレートしていきます。

どんなに鳴らしても、実際には、首や肩の筋肉のコリがほぐれるのではなく、靭帯《じんたい》がゆるみ、傷つき、関節の軟骨をすり減ってしまうリスクが高まっているだけです。

頚椎《けいつい》の中には、生命を維持しているとても大切な神経が何本も走っているため、ここの軟骨が圧迫されると命にかかわります。場合によっては、手足がしびれたり、麻痺《まひ》することもあり、最悪の場合は目が見えなくなる人もいます。

また骨棘《こっきょく》といって、骨に棘状《とげじょう》の突起ができて、変形性関節症を併発しやすくもなります。首に起こった場合は、変形性頚椎症《へんけいせいけいついしょう》になります。

変形性頚椎症は、首を支えることができにくくなり、首が痛くなったり、だるくなり、慢性的な首のこり、肩こりにつながります。また頭痛などの症状が出ることがあり、深刻な例も見られます。

指の関節を鳴らすクセも、よくない

実は、首を鳴らすクセのある人は、指などの関節を鳴らすクセもあるはずです。そういうケースを今まで多く見てきました。

どの関節であっても、勢いをつけて動かし、鳴らすということは、関節に負荷を与えることになります。負荷のかかった関節は、炎症を起こし、肥大化します。指の関節を鳴らし過ぎると、指の関節が太くなります。

しかし指は身体の末端ですが、首は頭（脳）に近い部分です。首を鳴らすクセはやはり一番リスクが高いのです。

百害あって一利なし。前述したように、3週間我慢すればクセは直りますので、該当する方はぜひ試してください。

「治療はイタ気持ちいい」の常識を捨てよう！

整体は「強くもむ、叩く、ボキボキさせてイタ気持ちいい」ものではない

整体を受ける人には、

「少々の痛みがないと、よくならない」

と思い込んでいる人が、非常に多いです。

整体＝ボキボキさせる、痛い

というイメージが定着しているようです。

そのため、整体はイタ気持ちいいのが当然、と思ってしまっている。しかし、よく考えてみてください。そもそも治療とは何でしょうか？

私は、治療は患者さんの立場で考えれば、２通りの意味があると考えます。

それは、

①受ける治療

と、

②自分で行なう治療

です。

①の「受ける治療」とは、治療院で先生から治療技術を受けること。

②の「自分で行なう治療」とは、

自分から積極的に治療に参加して、自分で改善すべきことは自分で改善する。

無理はしないが、治そうという強い意思をもち、治療院の先生の言うことに耳を傾けること

だと思います。

治療には、この2つの側面がどうしても必要です。①の一方的に受けるだけの治療では、根本的な改善はなかなか見られません。

強い刺激と弱い刺激は、まったく効果が違う！

治療を行なう上で、患者さんによってはその刺激が強く感じたり、弱く感じたりすることは、当然あります。

強い刺激とは、

痛く感じる程度で、我慢が必要。顔を歪めたり、緊張する程度の刺激

であり、弱い刺激とは、

痛くない程度。呼吸が自然にできて、リラックスできる程度の刺激

です。

しかし、例えば、肩こりの治療では、強い刺激と弱い刺激とでは、その結果に大きな違いが生じてきます。私も最初はよくその原因がわかりませんでしたが、研究を続けることで、だんだんと確信を得ることができました。というのは、治

療の刺激の度合いで、身体や脳の反応は変わってくるからです。

つまり、強い刺激と、弱い刺激とでは、身体に与える影響がまったく違ってきます。そして、身体に良い影響を与え、はっきりとした効果が得られるのは、弱い刺激だとわかってきたのです。

そのメカニズムを簡単に図解すると、こうです。

強い刺激　⇓　痛い　⇓　脊髄反射《せきずいはんしゃ》　⇓　脳には伝わらない　⇓　患部の筋肉の抵抗があり、筋肉が芯からゆるまない　⇓　さらに肩がこる

弱い刺激　⇓　脊髄反射《せきずいはんしゃ》がない　⇓　脳まで伝わる　⇓　脳から患部の筋肉をゆるませるよう指令が出る　⇓　筋肉がゆるむ　⇓　肩こりが改善される

私の整体法は、当然ですが、弱い刺激による療法です。

これは「脳活《のうかつ》療法」（脳を活性化させる療法）とも呼ぶべきものです。

私の施術は、脳活療法《のうかつ》

「脳活療法」とは、

脳の働きを活発にして、脳からの指令によって患部の筋肉をゆるめ、自然治癒力、本人が持つ免疫力を復活させていく療法

と、私は定義しています。

そして脳を活発化させるには、脊髄反射を起こさせないようにしなくてはいけません。

脊髄反射とは、人などの動物がある刺激を受けた場合、脳で意識しないうちに脊髄が中枢となって起こる反応のことを言います。

脊髄反射は、身体の感覚器が刺激を受けて、それに反応して行動に移るまで、情報伝達は脳を経由しないで完了してしまいます。そのため、脳を経由して反応するよりも素早い行動が可能となります。

例えば、
・熱いものに手を触れた時、瞬間的に手を離す
・ボールが目の前に飛んで来た時、瞬間的によける
・急に手を引っ張られた時、とっさに手を引いてしまう
ことなどは、脊髄反射の典型例です。

強い刺激は、なぜダメなのか？

施術で、強い刺激を受けると、患者さんの患部の筋肉はゆるまず、緊張したまま、かたいままで、さらに肩こりを悪化させてしまう場合があります。

強い刺激、痛い治療は、身体が自然と受け入れないからです。

このことは、とても重要です。

「治りたい」「よくなりたい」「痛みをとりたい」というあなたの意思に反して、身体は強い刺激に対して、無意識のうちに反抗や抵抗をしているのです。

身体は、だから、子供のようなものでもあると言えます。

やさしく、いたわりながら接しなければ、必ず拒絶反応を起こします。

小さな子供を言い聞かせる時のことを、思い出してみましょう。

親や大人が、子供のことを思って、ゆっくりと、やさしく理解しやすいように語りかければ、子供は聞こうという姿勢を見せます。

反対に、子供のことをあまり考えずに、一方的に大きな声で怒鳴り散らすように接したら、どうでしょうか。喧嘩腰で言われると、子供は萎縮しても、素直に耳を傾ける気にはなれないはずです。

ましてや、大きな声で怒鳴られたら、泣き出してしまうかもしれません。泣かないまでも身体は緊張しているはずです。特に小さな子供は、強い刺激を嫌がります。子供は正直です。身体も同じです。

弱い刺激は、なぜ効果があるのか？

強い刺激とは反対に、弱い刺激は、脳にしっかり伝わります。
身体は、弱い刺激ほど自然に受け入れます。
さきほどの例で言えば、子供になにか諭す時は、小声で話をすると、子供のほうから耳を傾けてきます。
つまり、
大きな声　↓　聞こうとしなくても聞こえてくる　↓　身体は受動的になる
小さな声　↓　耳をすませて注意深く聞こうとする　↓　身体は能動的になる
というメカニズムが働くのです。
そして脳は、小さな声で語りかけられた時、その声を聞こうと反応します。脊髄反射も起きません。
これが私の「脳活療法」であり、脳を効率的に利用した施術メソッドの真髄です。

私たちの身体を支配しているのは、脳です。脳がすべてと言っても過言ではありません。

そのため脳に届かない強い刺激、痛い刺激は、単なる身体の反射反応（脊髄反射）に終わってしまいます。

刺激は弱ければ弱いほど、脳はその刺激を受け入れようと神経を集中させ、筋肉をゆるめるように指示を出します。

これは、患者さんに負担をかけない施術法でもあるのです。

「2種類の治療」その最も重要な②とは…

最後になりましたが、治療には、

①受ける治療

と、

②自分で行なう治療
の2種類があると前述しました。
この②について最後にもう少しくわしく述べておきたいと思います。治療で最も大切なことは、患者さん自身が常日頃から、

我慢や無理をしない

よう気をつけることです。これが「自分で行なう治療」の肝《きも》でもあります。

「私たちの身体は、子供のようなもの」

と前述しました。大人は、子供から成長するに従って、だんだん多くのことを我慢するようになり、そのためいろいろな無理をするようにもなります。

大人になるとは、無理ができて、我慢をする人と定義することもできるかもしれません。

さらに現代はストレス過多の時代。社会人である大人は、多くのストレスに囲まれて暮らしています。

しかし、自分が子供だったころのことを思い出してみてください。

子供は、体調が悪くなったり、疲れてくると、人前でも身体を横にして寝ることがあります。子供は正直です。しかし、大人は仕事中など、疲れたからといって、急に横になったりすることは許されません。この我慢や無理は、本人が意識している以上に多大な負荷を身体に与えていることになります。まさにこれこそが、ストレスのもっとも大きな原因にもなっているのです。

「我慢」や「無理」は、確実に治療効果を低下させる

つまり、痛いこと、痛みとは、一種のストレスなのです。

痛いのに我慢をする、痛いのに無理をすれば、身体へのストレスはますます増大します。痛みによるストレスは、精神的にも肉体的にもその人の身体をむしばんでしまうでしょう。だから本当は、我慢や無理はできるだけしないほうがいいのです。

そして我慢や無理は、肩こりの治療などにおいては、確実に治療効果やあなた自身が潜在的に持っている回復力を低下させてしまうことが、私の体験からははっきりしています。

子供は、疲れた時、一晩寝ると、次の日はケロッとして元気になってたりします。大人も実は同じはずです。

ただ、子供のように「横になれない」「寝れない」ために、無理をしてでも生活や仕事を続け、ドリンク剤やサプリメントでごまかしているだけです。

しかし、我慢や無理にも限界があります。

だからこそ「自分の身体を守るための痛み」以外は、極力、無理は避けるほうがいいのです。子供だけでなく、大人も本当は痛みが嫌いなはずです。痛みがある時は横になり、寝て休む。これが、２種類ある治療の②の「自分で行なう治療」の一例です。

「自分で行なう治療」を併用してこそ、①の「受ける治療」も、効果が増すのではないでしょうか。

相乗効果が生まれるはずです。

横になり、寝て休むことで回復力はまったく違ってくる

人間の身体の構造は、きわめてシンプル。

自然界の動物と同様、横になり、寝て休むことで、病気やケガから回復することができます。実際、同じ程度の肩こりの患者さんが2人いた時、横になって寝て休養をとる人とそうでない人では、回復力がまったく違っています。


「そんな時間はない」

という方も、これを機会に考え直してみてください。

自分の身体は自分で守るしかありません。失ってはじめてわかる大きなものの

一つが、健康です。身体が健康であるからこそ、いろいろなことができます。何歳になっても夢をかなえるチャンスにめぐり会えます。

その大前提は、やはり健康であり続けることなのです。

手首のストレッチ　体験談

ここからは、私の『よくなる整体院』に通っておられる方々の、体験談をまとめてご紹介します。

手首のストレッチをお勧めして、実践された方々の生の声を集めました。これを参考にして、皆さん自身のストレッチに少しでも役立てていただければ、幸いです。

体験談

肩こりで寝込んだり吐くことがなくなった

30代女性
主婦

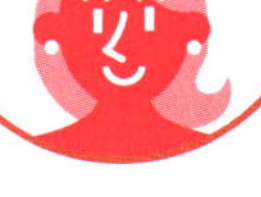

子育て中のため、子供を抱っこしたり、おんぶしたりすることが多く、肩が常にパンパンにはってしまっている状態です。

学生の頃から、肩こりはありましたが、子供を産んでから特にひどくなり、吐いたり、寝込むこともありました。

これまでいろいろな治療を試してみましたが、その時は良くてもまたすぐ元にもどりました。しかし、『よくなる整体院』で教えていただいた手首のストレッチを自宅で実行。寝込んだり、吐いたりすることがなくなりました。おかげさまで子育てに集中できるようになっています。

体験談

立ちっぱなしの仕事で慢性的な不調に。ストレッチのおかげでいい感じ！

20代女性
アルバイト

立ち仕事なため、一日中立ちっぱなしで働いています。そのため首から背中、腰にかけてとてもだるく、めちゃくちゃ憂うつでした。

仕事が終わると、遊びに行くのも面倒で、慢性的に不調な状態が続き、おまけに仕事中に転倒し、親指を突き指。見かねた母が『よくなる整体院』を紹介してくれ、施術してもらいましたが、首や背中が楽になり、腰のだるさもとれています。

先生に「時間を見つけて手首をふってみて」とストレッチを勧められ、やってみると、違います。いい感じなので、まめに続けています。

接骨院に一ヵ月通っても治らなかった突き指が、治ってしまったのには驚きました。

体験談

肩こりからくる頭痛で、薬を常用もストレッチの習慣化ですっかり改善！

30代 女性
会社員

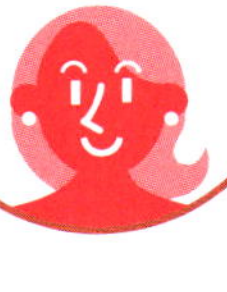

肩こりからくる頭痛がひどく、ほぼ毎日、頭痛薬を飲まないといられない状態が続いていました。

特に雨が降る前や、生理前になるとひどくなり、とてもつらかったです。仕事（営業）の都合で『よくなる整体院』には2～4週間に一度ぐらいしか通えませんが、中村先生から教わった手首ストレッチを通勤中、仕事中に実践。外回りの営業で移動中の時は、信号待ちの時などにやって、すっかり習慣化してしまいました。

おかげさまで、今はほとんど薬を飲むことはなくなっています。

手首のストレッチは簡単で、どこでも、いつでもできるのが便利。また効果は体験してみるとはっきりと自分で自覚できるので、もう止められません。私の生活の一部になっています。

体験談

授業中も、手首をふってストレッチ。集中力がでてくるので、完全なルーティンワークに！

10代 男性
高校生

高校生ですが、慢性的な肩こりで悩んでいました。

勉強中も集中できないほど痛く、また部活で試合を控えた大会前になると、緊張するからかよけい肩こりがひどくなり、バンバンにはってしまいます。

『よくなる整体院』で教わった手首のストレッチは、簡単にどこでもできるので、授業中にもやっています。

すると、肩こりがよくなるだけでなく、かなりのリラックス効果もあることがわかりました。

また部活の前や大会本番前にストレッチをすると、集中力がでてきます。

今ではすっかり自分にとってのルーティン・ワークになってしまいました。

体験談

手首のストレッチは、両手で行なうとより効果的。あれほど痛かった左半身が、すっかり楽になった

40代 男性
自営

両肩が常に重く、まるで肩に重いおもりがのっているような感覚に悩まされ続けました。

さらにひどい場合は、背中の左側に激痛が走ります。農家の仕事ですが、身体を使う仕事のうえ、最近はパソコンを数時間使うこともあり、慢性化した肩こりに悩んでいました。

しかし『よくなる整体院』にうかがい、手首のストレッチをするようになってから、首からおもりが解けるように（氷が溶けるように）、ジワッと軽くなってきました。

特に左半身が痛くなるので、当初は左手を中心に行なっていましたが、中村先生から「両方してください」と言われ、今は両手をストレッチ。両手をしたほうが、なぜか左の肩や背中がより楽になります。

体験談

気持ちが落ち込むと、姿勢も悪くなる。手首のストレッチで心身ともに快調に！

60代 女性
主婦

夫の介護疲れもあって、肩こりに悩まされていたため、『よくなる整体院』に通っていました。最近、夫が亡くなりました。

肩はあいかわず辛いうえに、さらに気分も落ち込んでしまい、外出する気持ちにもなれませんでした。少し気持ちが落ち着いて、『よくなる整体院』のことを思い出し、また通いだすと、ひどい状態を脱出することができました。

ただ、気持ちの浮き沈みがあり、気持ちが落ちた時は肩も重くなってきてしまいます。そんな中、教えていただいた手首のストレッチを、毎日とは言えませんが、思い出した時、やっています。

すると先日、

「母さん、姿勢が良くなったね」

と息子に言われて驚きました。

息子が言うには、

「母さんの気持ちが落ち込んでいると、背中も丸まってしまい、とても老けた感じがして心配だった」

と言います。

でも徐々に姿勢がよくなると、肩

こりもたいして気にならなくなったのです。

そうすると相乗効果で、夫の死で落ち込むことも、だんだんと少なくなってきました。

「精神状況と身体は、ほんとうにつながっているんだな」としみじみ思います。我が身を通じて感じたところです。

手首のストレッチを続けながら、自分の身体を大切にして、夫の分も元気に生きていきたいと思っています。

中村先生、ありがとうございます。

体験談

首が回らないほどの状態だったのに、今では全身が楽に！

40代 女性
会社員

夜勤のため、常に寝不足の状態で肩のはり、重苦しさがどんどん増してしまい、苦しい思いをしてきました。
さらにひどくなると首が回らなくなり、車を運転する際、後方を確認することもひと苦労です。美容室で肩をもまれた時、なぜか鳥肌が立ちました。中村先生は「肩と首がこり過ぎて過感になっていて、常に戦闘

モードで、力が抜けないからだ」と言われました。

仕事中、あるいは家事の合間に、教わった手首のストレッチをやっていると、なんとなく身体の力《りき》みまで取れていく気がします。頻繁に起きていた頭痛も落ち着き、頭痛薬を飲む回数もぐんと減っています。

何よりも朝、スッキリと目覚める日も増えてきて、全身が楽になってきたのがうれしいです。

体験談

会社にも行けないひどいムチ打ちもストレッチで改善！

40代 男性
会社員

車を運転中、後続の車両に追突され、ムチ打ちになってしまいました。

それからは、首が痛くなり、さらに従来の肩こりにくわえて肩の痛みがひどくなり、頻繁に頭痛も出てきました。

ついには会社に行くことさえができなくなりました。

『よくなる整体院』で手首のストレッチを教えてもらった時は、正直言って、「こんなことで良くなるのか」と思っていましたが、とにかく信じてやってみることにしたのです。

すると不思議なことに、だんだんと肩の痛みがやわらぎ、肩のこりが軽くなってきました。今は首の調子も良くなっています。

会社復帰もでき、部署内の肩こりで苦しんでいる人たちにストレッチを教えています。部署全体で、肩こりをなくしたいと思います。

体験談

以前のような激痛が消失。周囲からも「猫背が治ったね」と言われる

20代 女性
看護師

仕事柄、慢性的な首の痛み、肩のはり、猫背で悩んでいます。特に夜勤明けは、首の痛みと姿勢の悪さがピークになります。

今、『よくなる整体院』に週1回通い、それ以外の日は手首のストレッチを続けていますが、仕事の終わった時や夜勤明けは、肩のはりはまだあります。しかし以前のような激痛ではなくなりました。

「仕事が終わった時の肩のはりは、疲労のサイン。しっかり受け止めて休むこと。そうすれば良くなりますよ」

と中村先生に言われて、安心しています。職場の同僚や母からは、「猫背が治ったね」と言われて、正直、手首のストレッチの効果には驚いています。

体験談

こんな簡単なストレッチで良くなるなら もっと早くやりたかった！

20代女性
会社員

以前から肩こりがあり、出産してからは慣れない育児などでストレスがたまって、肩甲骨のあたりがかたくなり、動かすのも辛くなっていました。

手首のストレッチでまったく肩こりがなくなったわけではありませんが、だいぶ楽になり、イライラして主人にあたることが少なくなりました。こんな簡単なストレッチで良くなるのなら、もっと早くやりたかったです。

体験談

朝起きた時の手のむくみがなくなった

後頭部の下から背中までが痛み、苦しく、重い感じでいつも悩んでいました。また朝や仕事が終わってからの手のむくみも、気になっていましたが、手首のストレッチで以前のような痛みはなくなりました。

特に、朝起きた時の手のむくみは、本当になくなり、良かったです。

40代 女性
会社員

体験談

授業を始める前に、生徒たちとストレッチ!

塾の講師をしていますが、身長が低いため、目一杯腕を伸ばさないと黒板の上部に文字が書けません。そのためきき手の右肩のこりが激しく、講義中でも肩を叩いたりもんだりしないと、耐えられない状態でした。

手首ストレッチは半信半疑で始めましたが、思いもよらず効果絶大。

20代 女性
アルバイト

今は講義前に生徒とストレッチをしてから、授業を始めています。

体験談

勉強に集中できて、志望校に合格！

10代 女性
高校生

受験勉強をするようになってから、肩が重だるくなり、日によっては朝になってもベッドから起き上がれない時がありました。

手首ストレッチを行なうと、細部の筋肉まで動く感じがして、「効いている」と実感できます。肩こりがなくなり、勉強に集中できて、おかげさまで志望校に合格できました。

体験談

もっと早く教えてもらいたかった！

40代 女性
会社員

悪い姿勢で一日中パソコンをしているせいか、夕方になると肩が重だ

るくなってきます。

朝は肩の痛みで目が覚めてしまうため、体操で肩をほぐしてから一日がスタートという生活を何年も続けてきました。しかし手首ストレッチを朝昼晩と欠かさず行なうと、だんだん肩が楽になってくるのがわかります。肩の痛みで朝に目が覚めることも少なくなり、夕方の肩の重だるさもだいぶ軽減してきました。こんなに効くストレッチであれば、もっと早く教えてもらいたかったです。

体験談

手首のストレッチを最初は疑っていたが…

40代 男性
自営業

ふだんは肩がこっているという自覚はないですが、週1ぐらいのペースで肩がこり、頭が割れるくらいの頭痛に悩まされていました。

「手首をストレッチするだけで、肩こりがとれるわけがない」と最初は疑っていましたが、やってみると、週1ペースの肩こりが2週に1回になりました。そしてどんなに忙しくても欠かさず続けているため、今では肩こりにならなくなっています。不安がなくなり、充実した毎日を送っています。

体験談

毎日続けたら、首の付け根のこりが楽に

首の付け根がこって、するとだんだん腕が後ろに回らなくなります。手首のストレッチで、本当に肩こりが良くなるのか不安でしたが、だんだん軽くなり、毎日続けると首の付け根のこりが楽になりました。腕も後ろに回るようになり、おかげさまで以前のようにスポーツもできるまでに回復しました。

30代 女性
会社員

体験談

肩の痛みで朝目覚めることがなくなった

いつも首と肩が痛く、特に朝は肩の痛みで目が覚めていました。

40代 女性
会社員

手首ストレッチを行なうようになって、肩の痛みで目が覚める日が次第に減り、何年かぶりで目覚まし時計で起きれるようになりました。
肩の痛みで目が覚めたころは、熟睡できず、いつも寝足りない状態で気持ちも滅入っていましたが、最近は熟睡でき、気持ちも前向きになっています。家族や会社の同僚から、「最近、笑うようになったね」と言われています。

体験談

毎日肩をもんでもらっていたのが、週1回に

60代 女性
主婦

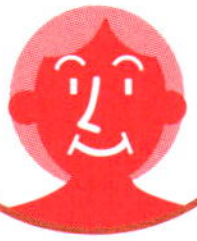

寒い環境での仕事や家事が多く、肩を常に上げた状態のクセで、首、肩、背中がはり、まるで鉄板のようにかたくなってしまいました。
どうしようもない痛みで、毎日、家族に肩をもんでもらう生活でした。
ところが手首のストレッチを朝昼晩行なうようになって、だんだん肩が楽に。今では家族に肩をもんでもらうのも、週1回くらいですんでいます。
家族もストレッチをやるようにな

り、肩こり予防に心がけています。

体験談

最初は半信半疑だったが…

大学内での実習や研究、細かい作業や長時間パソコンでのレポート作成で、いつも肩はパンパンにはっていました。

さらに肩がこり過ぎて、肩も首も十分に回らない状態にまで悪化していました。

最初、中村先生に教えてもらった時は、

「ずいぶん簡単なストレッチだな」

と思い、

「本当に効くのか」

と半信半疑でした。しかし日ごとに肩が軽くなり、今では肩のこりがなくなっています。これからも続けていきたいと思います。

体験談

美容院で「肩がはっている」と言われなくなる

30代 女性
会社員

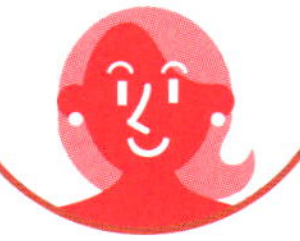

ネイルの仕事をしているので、「猫背で巻き肩」がいつもの仕事の姿勢になっています。

そんな悪い姿勢で仕事をしているため、時間が経つほどに、仕事に集中できなくなるほど肩がパンパンにはってきて痛くなります。

マッサージで男性スタッフに指圧でもまれても、あまり感じなくなっていました。

ところが手首ストレッチをすると、身体の中の筋肉がほぐれてくる感じがして、続けていると肩の感覚がもどってきたのです。

今では毎日続けているせいか、肩こりもあまり感じなくなり、美容院でも「肩がはっている」と言われなくなりました。

体験談

肩にシップを貼らなくてもよくなった

運搬業をしていますので、腰痛にならないよう気をつけています。が、そのためなのか肩こりが激しく、病院や接骨院で電気をかけたり、頻繁に電器店でマッサージチェアに座るようになってしまいました。

しかし手首ストレッチで、肩こりが楽になっています。毎日、シップを貼らないと痛くていられなかったのに、その必要もなくなって、家族に「シップ臭《くさ》くなくなった」と言われています。

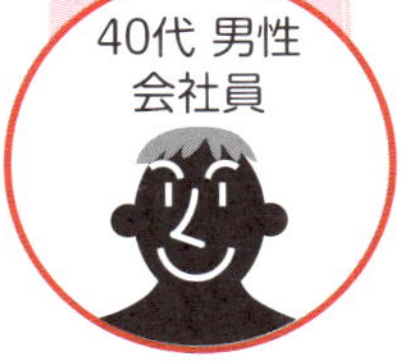

体験談

上着を着たり脱いだりができなかったが…

鎖骨を骨折して肩を動かさなくなってからか、肩の筋肉などがかたく

なって、上着を着る時も腕を上げるだけで肩に激痛。日常生活に支障が

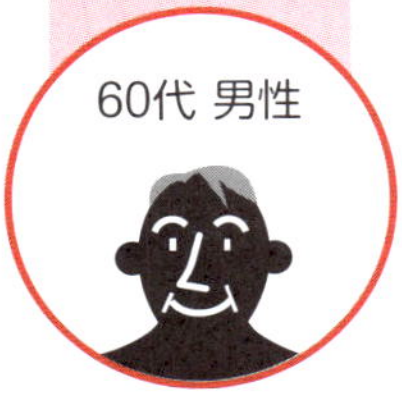

ありました。

本やテレビで紹介される体操やストレッチは、動きが速かったり覚えるのが難しいのですが、手首のストレッチは簡単にすぐ覚えられました。

驚いたことに、肩の痛みがだんだんやわらぎ、気がつくと肩の痛みがこりに変わり、さらにこりをあまり感じなくなってきました。

服を着る時も脱ぐ時も、家族の手を借りていましたが、今は自分でできるようになりました。

体験談

休んでいた習い事もまた始められた

60代 女性
主婦

40年以上も、朝の掃除が日課になっています。毎朝、姿見で腰骨あたりをチェックし、自分なりに体の歪みには気をつけていましたが、4年前から肩こりを感じるようになりました。しかもパソコンを使うと、右腕が筋肉痛のように痛くなりました。
しかし、手首ストレッチを教えていただいてからは、症状が解消し、毎日の日課の掃除も手を抜くことがなくなりました。それどころか、休んでいた習い事までまた始めること

に……。先日は習い事の一つのフラダンスの発表会があり、元気にこなすことができました。手首をふるだけで手軽にできるストレッチなので、これからも続けていきたいと思います。

体験談

姿勢が良くなり「若返った」と言われる

60代 男性
会社員

右肩の肩こりで悩んでいました。特に、背骨と肩甲骨の間の痛みがひどく、右胸まで痛みが出てくることもありました。整形外科で診てもらうと、「骨には異常なし。ストレスでは？」と言われました。痛み止めの薬を飲みようになりましたが、あまり変化がなく、妻の紹介で『よくなる整体院』に行きました。

中村先生の施術と手首のストレッチで、あんなに悩み、苦しみ、痛かった右肩の痛みがありません。忘れることが多くなりました。同僚や家族からも「若返ったのでは？」と言われるほど。確かに、姿勢がよくなったのです。右手薬指の弾発指《だんぱつし》の症状も、手首のストレッチでいつの間にかなくなりました。

体験談

会社では、トイレに入って集中ストレッチ

50代 女性
自営業

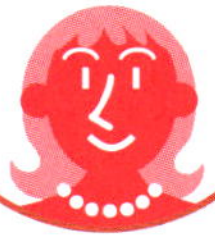

肩こりと、しめつけられるような首の圧迫感で悩んでいました。

背中や腕のだるさも、特に朝起きた時がひどかったです。しかし、手首のストレッチで、少しずつですが、肩の重さがなくなってきました。

仕事中、背中などが痛くなりそうな時は、トイレでストレッチをしています。

簡単なので、会社のデスクの前でもできます。

ただ、集中的にやりたい時はトイレでするのです。

『よくなる整体院』での施術と手首のストレッチで、主人には

「最近、機嫌がいいよね」

と言われます。

自分で気づきませんでしたが、肩こりを忘れていることが多くなりました。

体験談

ふと気がつくと、肩が重くない

半年前に事業を立ち上げたばかりで、休みなしで働いています。

そのためか、肩こりが究極までひどくなり、整体でやわらげてもらいます。

肩まわりはやわらかくなり、整体をしてもらった時は良くなっても、1週間もするとまたこりが出てきます。

「仕事や姿勢が原因で肩こりが出てくる」

と中村先生に言われ、次の整体の時までに手首ストレッチをやるよう、教えてもらいました。

仕事の合間にぷらぷらと手首を動かしていると、

「すごく効いた！」

と激変するわけではありませんが、ふと気づくと肩が重くありません。

これなら続けられるので、毎日の日課にしています。

30代 男性
自営業

体験談

首や背中の筋肉がフワ〜とする

毎日の仕事（営業）で車に乗りっぱなし。肩や背中のはりがひどく、頭痛に苦しんでいました。ハンドルを握っている手が、しびれる時もありました。中村先生から「信号待ちの時、手首をふってください」と言われ、ストレッチをすると、肩だけでなく、首や背中の筋肉もフワ〜としてきます。手首をふるだけでいいストレッチは、忙しい営業マンには有り難いです。仕事先のお客さんに「最近、声がよく出て明るくなったね」と言われました。

30代 男性
会社員

体験談

ラジオ体操と同じで、続けることが一番大事

ムチ打ちをしているため、肩こりや背中の痛みで悩まされ、時には首

70代 女性
主婦

が動かくなり、気持ちまで鬱《うつ》になります。
でも手首のストレッチで、玉ねぎの皮がむけるように、少しずつ改善されてきました。中村先生からは「ストレッチは、ラジオ体操と同じ。続けることが一番大事」と言われています。家事の合間やテレビを見ている時、ストレッチしています。近所の人とお茶飲みしている時も、みんなでストレッチすることがあります。まわりからは「明るくなったね」と言われるようになりました。

【staff】
装幀：藤田美咲
本文デザイン：松原卓（ドットテトラ）
DTP：キャップス
モデル：矢原里香（スペースクラフト）
撮影：清野泰弘
ヘアメイク：小林三紀恵（A2）
衣装：ボディーアートジャパン（http://www.bodyart.co.jp/）
1章イラスト：関上絵美
2章、3章イラスト：西崎文
編集協力：編集社、オメガ社
編集：松原健一
出版プロデュース：樺木宏（プレスコンサルティング）

【著者略歴】
中村 守（なかむら まもる）

「22 年でのべ 9 万人以上を納得させた、日本一痛い顔を見るのが嫌いな整体師」
幼い頃から祖母が毎日のように腰痛、肩こりに苦しみ、病院に通院する様子をみて心を痛め、整形外科医を目指し、治療の道を志す。大学に合格するも、医学部以外は納得できず、あえて進学せずに整体の道に進む。患者さんの痛がる顔を見るに忍びず、"日本一痛みを感じさせない整体"を心がけ、整体学校を卒業後も 7 つの整体メソッドを体得し、整体を志す後進の指導も行う。以来 20 年以上の経験を積み、現在では人口 2 万弱の山形県河北町において 1 人で年に約 4,000 人の患者を直接施術するほどの評判を呼んでいる。平成 28 年 5 月『かかと力（りょく）』（自由国民社）出版。
現在は、『よくなる整体院』グループ代表、 社団法人日本パーフェクト整体普及協会理事
『よくなる整体院』のＨＰ　http://www.yokunaruseitaiin.com/
一般社団法人日本パーフェクト整体普及協会のＨＰ　http://herumes-jpsa.com/
［実績］
・直接施術した人数約 92,000 人（平成 6 年から現在まで）
・習得した整体流派……身体均整法習得（平成4年3月）、礒谷式力学療法習得（平成 6 年 3 月）、横山式筋二点療法習得（平成 8 年 8 月）HSTI 骨格調整法習得（平成12年10月）、回復整体法習得（平成19年5月）、さとう式リンパケア習得（平成 23 年 9 月）、パーフェクト整体法習得（平成 24 年 12 月）、加藤式鎮痛療法習得（平成 26 年 11 月）

肩《かた》こりは手首《てくび》をふるだけで9割《わり》治《なお》せる

2016年9月30日　初版第1刷発行

著　者　中村　守
発行者　小山 隆之
発行所　株式会社実務教育出版
163-8671　東京都新宿区新宿1-1-12
電話　03-3355-1812（編集）　03-3355-1951（販売）
振替　00160-0-78270

印刷所／文化カラー印刷　製本所／東京美術紙工

ISBN978-4-7889-1198-7　C2077